Informatorium voor Voeding en Diëtetiek

Majorie Former • Gerdie van Asseldonk
Jacqueline Drenth • Jolanda van Duinen
(Redactie)

Informatorium voor Voeding en Diëtetiek

Dieetleer en Voedingsleer –
Supplement – augustus 2015 – 90

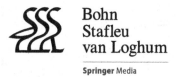

Bohn
Stafleu
van Loghum

Springer Media

Houten 2015

ISBN 978-90-368-0899-6

NUR 893
Basisontwerp omslag: Studio Bassa, Culemborg
Automatische opmaak: Crest Premedia Solutions (P) Ltd., Pune, India

Bohn Stafleu van Loghum
Het Spoor 2
Postbus 246
3990 GA Houten

www.bsl.nl

Redactioneel

Augustus 2015

In dit supplement van het *Informatorium voor Voeding & Diëtetiek* zijn de volgende hoofdstukken geactualiseerd in het deel Voedingsleer:

- 'Diabetes mellitus bij mensen van Marokkaanse of Turkse afkomst' door mw. C. Maljaars, diëtist, 's-Hertogenbosch;
- 'Voeding en slokdarmaandoeningen' door drs. P.S.N. van Rossum, arts-onderzoeker, dr. J.P. Ruurda, gastro-intestinaal en oncologisch chirurg, en prof. dr. P.D. Siersema, maag-darm-leverarts, allen werkzaam in het Universitair Medisch Centrum Utrecht;
- 'Voedingsmiddelentabellen' door mw. S. Westenbrink, projectleider/beheerder NEVO-databestand, RIVM, mw. M. Jansen-van der Vliet, beheerder NEVO-databestand, RIVM, mw. E. Siebelink, onderzoeksdiëtist, afdeling Humane Voeding, Wageningen Universiteit, en mw. E.J.M. Buurma-Rethans, beheerder NES-databestand, RIVM, Bilthoven;
- 'Voeding en milieu' door mw. drs. S.A. de Waart, onderzoeker, en mw. drs. M. Stolk, senior communicatieadviseur, beiden werkzaam bij voorlichtingsorganisatie Milieu Centraal, Utrecht.

Met dit supplement bent u weer geïnformeerd over de laatste ontwikkelingen op het gebied van diëtetiek.

Met vriendelijke groet,
namens de redactie,
Majorie Former, hoofdredacteur *Informatorium voor Voeding en Diëtetiek*

Inhoud

Hoofdstuk 1
Diabetes mellitus bij mensen van Marokkaanse of Turkse afkomst

Augustus 2015

C. Maljaars

In dit hoofdstuk is gebruikgemaakt van de volgende hoofdstukken: IVD Dieetleer 16, M.J.A. Traa, 'Diabetes mellitus bij Turken' (december, 2003), en IVD Dieetleer 17, F.S. Malki en L.A. Waterval, 'Diabetes mellitus bij Marokkanen' (februari, 2005).

1.1 Inleiding

Wereldwijd is sprake van een sterke toename van het aantal mensen met diabetes mellitus. Onder bepaalde bevolkingsgroepen, waaronder Turken en Marokkanen[1], komt diabetes vaker voor, en ook bij deze groepen zien we een toename van het aantal mensen met diabetes. Er zijn geen aanwijzingen dat de behandeling van diabetes type 2 bij personen van Turkse of Marokkaanse afkomst anders zou moeten zijn dan die van de autochtone bevolking, maar interventies lijken bij deze groeperingen minder effect te sorteren (Rutten e.a., 2013).

De behandeling van diabetes en het leven met de aandoening is voor veel allochtone mensen moeilijker dan voor autochtonen. Verder weten Turken en Marokkanen vaak niet dat diabetes een chronische ziekte is die langdurig medicijngebruik vereist en waarbij een aangepaste leefstijl hoort. Inzicht in de andere cultuur is belangrijk voor de behandeling van en voorlichting over diabetes. Dit hoofdstuk behandelt de cultuur en gewoonten van Marokkanen en Turken in Nederland en geeft adviezen voor de begeleiding.

---

[1] In dit hoofdstuk gebruiken we in verband met de leesbaarheid in veel gevallen 'Marokkanen en Turken' in plaats van het meer correcte 'mensen van Marokkaanse of Turkse afkomst die in Nederland wonen'.

C. Maljaars (✉)

diëtist, Corien Maljaars Advies, Tekst, Voeding, 's-Hertogenbosch, The Netherlands

© 2015 Bohn Stafleu van Loghum, onderdeel van Springer Media BV
M. Former et al. (Red.), *Informatorium voor Voeding en Diëtetiek*,
DOI 10.1007/978-90-368-0900-9_1

1

1.2 Prevalentie

De prevalentie van diabetes onder mensen van Turkse of Marokkaanse afkomst is drie tot zes keer hoger dan onder autochtone Nederlanders (Baan e.a., 2014). Er wordt bij deze cijfers geen onderscheid gemaakt tussen diabetes type 1 en 2. De prevalentie onder Turkse en Marokkaanse vrouwen is hoger dan onder de mannen uit deze groepen. Bovendien ontstaat diabetes type 2 bij Turken en Marokkanen op jongere leeftijd dan bij de autochtone bevolking.

Bij de preventie van diabetes type 2 wordt vanwege een mogelijk verhoogd risico op diabetes mellitus type 2 bij Turken en Marokkanen als ondergrens de leeftijd van 35 jaar gehanteerd, terwijl voor de meeste andere bevolkingsgroepen de ondergrens op 45 jaar ligt (Rutten e.a., 2013; NDF Zorgstandaard, 2012).

Een studie naar de incidentie van diabetes mellitus type 1 laat zien dat kinderen van Marokkaanse afkomst een hoger risico hebben op het krijgen van diabetes type 1 dan Nederlandse kinderen, en kinderen van Turkse komaf een lager risico (NDF Voedingsrichtlijn, 2015). De verklaring voor de verhoogde prevalentie van diabetes onder niet-westerse allochtonen is niet eenvoudig. Er zijn meerdere factoren die een rol spelen.

1.3 Risicofactoren voor diabetes

1.3.1 Overgewicht

De prevalentie van overgewicht en obesitas onder migrantengroepen is hoger dan onder autochtonen (Baan e.a., 2014). Vooral Turkse en Marokkaanse vrouwen vormen op basis van zelfgerapporteerde gegevens een risicogroep. Onder Marokkaanse mannen lijkt overgewicht meer voor te komen onder de tweede generatie dan onder de eerste generatie. Kinderen en jongeren van Turkse en Marokkaanse afkomst hebben vaker (ernstig) overgewicht dan hun Nederlandse leeftijdgenoten. Van de Turkse jongens en meisjes is 32 procent te zwaar, van de Marokkaanse 27 procent en van de Nederlandse 14 procent.

1.3.2 Lichamelijke activiteit

Het stimuleren van sporten en bewegen bij mensen met diabetes is belangrijk. Het verbetert de insulinegevoeligheid en het lipidenprofiel en draagt bij aan het voorkomen of succesvol behandelen van overgewicht (NDF Voedingsrichtlijn, 2015). Lichaamsbeweging kan tevens helpen om te ontspannen en helpt zo psychische klachten te voorkomen of te verminderen.

Sporten wordt door Marokkanen en Turken van de eerste generatie als een typisch Nederlandse activiteit gezien. Zij zien het belang van sporten niet in. Hun bewegingsactiviteiten zijn vaak beperkt tot het lopen naar de moskee in de buurt en eventueel lopend boodschappen doen. Ze achten zichzelf vaak niet (meer) in staat om te sporten en kunnen de kosten van sporten op een sportschool of de aanschaf van een hometrainer niet opbrengen. Bovendien vinden de activiteiten vaak 's avonds plaats, wat voor de vrouwen een probleem kan zijn. Wandelen (alleen, als duo of in groepsverband) is vaak een geschikte optie. Niet iedereen kan fietsen en/of heeft de beschikking over een fiets. Als fietsen tot de mogelijkheden behoort, is dit uiteraard ook een optie.

1.3.3 Stress

Het hebben van diabetes kan veel spanningen opleveren bij de patiënt en het gezin. Met name kinderen die zich zorgen maken, proberen de zieke ouder bewust te maken van het belang om de adviezen en de therapie op te volgen. Veel ouders kunnen dit moeilijk accepteren; zij krijgen het gevoel dat de rollen worden omgedraaid (een kind moet door een ouder aangesproken worden en niet andersom).

In de Marokkaanse en Turkse cultuur worden spanningen en psychische problemen gerelateerd aan een lichamelijke ziekte. Stress als opzichzelfstaand probleem wordt door de eerste generatie niet erkend. In het gezin wordt maar zelden over dit soort problemen gesproken. Professionele hulp zoeken voor psychische problemen is niet vanzelfsprekend en vrij onbekend.

1.3.4 Voeding

Het mediterrane voedingspatroon kan een positief effect hebben op glucosewaarden en cardiovasculaire risicofactoren. In het mediterrane voedingspatroon wordt ruim gebruikgemaakt van groenten en fruit, noten, olijfolie, peulvruchten, volkorenproducten, vis en gevogelte en een matig gebruik van zuivelproducten, rood vlees en wijn (NDF Voedingsrichtlijn, 2015).

Hart- en vaatziekten komen relatief vaak voor bij niet-westerse immigranten. Recent is gebleken dat onder andere bij Turken en Marokkanen voedingspatronen worden beïnvloed door sociaaleconomische, demografische en andere leefstijlfactoren. De resultaten laten verder zien dat etnische verschillen in voedingspatronen de etnische verschillen in biologische risicofactoren voor cardiovascular disease (CVD) niet lijken te verklaren (ZonMw, 2014).

1.4 Religie

De islam is de meest beleden religie onder Marokkanen en Turken. De Marokkaanse en Turkse cultuur is hoofdzakelijk gebaseerd op de wetten die de islam voorschrijft. 'Islam' betekent gehoorzaamheid, zich overgeven aan de wil van God

(Allah), zoals die is geopenbaard aan de profeet Mohammed en opgetekend in de koran. De godsdienst heeft een sterke invloed op het dagelijks leven.

1.4.1   Islam en voeding

Elke moslim dient zich te houden aan de voedingsvoorschriften van de islam. God (Allah) heeft deze regels gesteld in het belang van het welzijn van de mens. Volgens deze voorschriften zijn er verboden (haraam) en toegestane (halaal) producten. In de koran en soennah (uitspraken en handelingen van de profeet) staat duidelijk om welke producten het gaat. Varkensvlees en vlees van carnivoren en van door ziekte gestorven dieren zijn verboden. Het vlees van geoorloofde dieren is alleen toegestaan indien het dier ritueel geslacht is. Alcoholhoudende voedingsmiddelen en voedingsmiddelen met een verdovende of verslavende werking zijn verboden. Groenten, melkproducten, eieren en alle zeedieren zijn toegestaan.

Aanbevelingen over voeding in de profetische geneeskunde komen neer op het gebruik van een gevarieerde, gezonde en smakelijke voeding. Dit zorgt voor fitheid en een goede eetlust. Overmatig eten wordt afgeraden. Door twee derde te eten van de hoeveelheid voedsel die men tot zich zou kunnen nemen, wordt onthechting aan het materiële uitgedrukt. Verder is het afkeurenswaardig om te eten of te drinken wanneer men geen honger of dorst heeft.

1.4.2   Islam en ziektebeleving

De islam beschouwt lichaam en geest als één geheel en hecht veel waarde aan gezondheid. Volgens de islam is gezondheid een gunst van God (Allah). Elk individu is verantwoordelijk voor zijn lichaam. Verwacht wordt dat er op een gezonde manier geleefd wordt om het lichaam rein te houden en verwaarlozing te voorkomen. Dit komt onder andere neer op het gebruik van een gezonde voeding en onthouding van alcohol en tabak.

Elke Marokkaan en Turk beleeft ziekte op zijn eigen manier. De een ziet ziekte als een straf van God (Allah), terwijl de ander ziekte juist als een beloning ziet. Weer anderen zien ziekte als hun lot, een middel om van begane zonden af te komen of als een beproeving van hun geloof. Zij die afkomstig zijn van het platteland, kunnen geloven in de macht van kwade geesten, het 'boze oog'. Zij doen soms een beroep op een traditionele genezer om de krachten in te tomen.

Marokkaanse en Turkse patiënten beleven hun ziekte soms heel emotioneel. Zij presenteren lichamelijke klachten expressief, overdreven in de ogen van veel Nederlanders. Men wil graag medicijnen om van de klachten af te komen in plaats van een langdurig dieet volgen. Vooral voor preventieve voorlichting staat men niet altijd open. Op het moment dat zij geconfronteerd worden met een probleem, staan zij meer open voor informatie.

De omgeving, met uitzondering van het gezin, wordt vaak niet volledig betrokken bij het ziekteproces. Men wil de familie niet tot last zijn, niet zielig gevonden worden of overspoeld worden met allerlei goedbedoelde adviezen. In het gezin zijn vooral de kinderen betrokken bij de ziekte van de ouders. Het verzwijgen van ziekte of het uitsluiten van de omgeving bij ziekte is in strijd met de religieuze voorschriften. De religie schrijft juist voor dat je leed met je broeders en zusters moet delen.

Bij ziekte is het verplicht de adviezen en behandeling van een arts op te volgen. Een zieke die bewust de adviezen en behandelingen niet opvolgt en hiermee zijn gezondheid in gevaar brengt, handelt in strijd met de islamitische regels.

Patiënten met een lage opleiding hebben vaak weinig kennis van het menselijk lichaam. Ze zoeken de oorzaak van hun ziekte vooral in het lichamelijke en zijn niet bekend met de wetenschap dat ook psychische klachten ziek kunnen maken. Deze patiënten willen het liefst een lichamelijk onderzoek en een geneesmiddel dat hen beter maakt.

1.4.3   Ramadan, vasten en feesten

Ramadan is de jaarlijkse periode van vasten. Tussen zonsopgang en zonsondergang zijn eten, drinken, roken en seks verboden. Het meten van bloedglucosewaarden is toegestaan tijdens ramadan. Voor veel mensen met diabetes is het elk jaar weer een dilemma: wel of niet meedoen aan ramadan. Ramadan is een zeer sociaal gebeuren en wanneer men daar niet aan meedoet, zal men zich snel buitengesloten voelen. In de koran staat dat mensen die chronisch ziek zijn en afhankelijk zijn van medicatie, niet mogen vasten. Indien zij dat wel doen en hun gezondheid schade toebrengen, zullen zij daar in het hiernamaals op aangesproken worden.

Ramadan wordt afgesloten met het Suikerfeest. Na een bezoek aan de moskee wordt er uitgebreid en vooral zoet gegeten. Het Suikerfeest duurt drie dagen en wordt met familie en vrienden gevierd. Voor dit feest wordt veel gebak, koekjes en zoetigheid klaargemaakt.

Het Offerfeest of Schapenfeest is een groot feest waarmee wordt herdacht dat Ibrahim (Abraham) na verschijning van de aartsengel Djibril (Gabriël) op het nippertje niet zijn zoon hoefde te offeren, maar een schaap. Bij dit feest wordt bij voorkeur een schaap geofferd, waarvan twee derde wordt weggegeven aan arme mensen. Het Offerfeest vindt ruim twee maanden na ramadan plaats.

1.5   Marokkanen in Nederland

1.5.1   Herkomst

De oorspronkelijke bewoners van Marokko zijn de Berbers (30-40 procent van de huidige bevolking) (Van der Werf, 1994). De eerste Marokkanen kwamen tussen 1960 en 1971 als gastarbeiders naar Nederland met als doel geld te verdienen en terug te keren naar hun gezinnen. Zij worden de eerste generatie genoemd. De gastarbeiders kwamen voornamelijk uit het noorden van Marokko.

1.5.2   Eerste, tweede en derde generatie

Op 1 januari 2012 woonden bijna 400.000 Marokkanen in Nederland. Vaak wordt de volgende indeling gehanteerd:

- Eerste generatie: personen die in Marokko zijn geboren.
- Tweede generatie: personen die in Nederland zijn geboren, de ouders zijn in Marokko geboren.
- Derde generatie: personen die in Nederland zijn geboren, evenals hun ouders, minimaal een van hun grootouders is in Marokko geboren. Omdat beide ouders in Nederland zijn geboren behoort de derde generatie tot de autochtonen.

Hoewel de tweede generatie Marokkanen – de meesten zijn tussen de 20 en 35 jaar – vaker contacten onderhoudt met autochtone Nederlanders dan de eerste generatie, blijft het opvallend dat 45 procent van hen in de vrije tijd vooral omgaat met leden van de eigen herkomstgroep. Inbedding in de eigen etnische gemeenschap lijkt de structurele integratie eerder te belemmeren dan te bevorderen (Goedhuys e.a., 2010).

De derde generatie is, hoewel sterk groeiend, nog zeer bescheiden van omvang (Goedhuys e.a., 2010). Op 1 januari 2010 bestond de Marokkaanse derde generatie uit nog geen 5000 personen. Bovendien is de derde generatie een zeer jonge bevolkingsgroep: 80 procent is jonger dan 15 jaar. De meesten zijn zelfs jonger dan 4 jaar.

1.5.3   Taal en opleiding

De officiële taal in Marokko is het Arabisch. Marokkanen van de eerste generatie hebben weinig tot geen onderwijs genoten in Marokko. Slechts enkelen hadden het geluk om in de moskee deel te nemen aan koranlessen. Analfabetisme is bij deze groep daarom geen uitzondering.

Het opleidingsniveau van Marokkanen in Nederland is nog steeds laag, maar stijgt gestaag en sneller dan onder autochtone Nederlanders. In de Marokkaans-Nederlandse groep is het aandeel laagst opgeleiden (maximaal basisonderwijs) in twintig jaar tijd meer dan gehalveerd. Van de Marokkanen in Nederland die niet (meer) naar school gaan, heeft 40 procent niet meer dan basisonderwijs gevolgd (Sociaal en Cultureel Planbureau, 2011).

1.5.4   Eetpatroon

Voeding neemt in de Marokkaanse cultuur een centrale plaats in bij bijna iedere gelegenheid. Het aanbieden van eten en drinken is een teken van gastvrijheid; het weigeren van eten en drinken wordt als onbeleefd gezien. Als men een goede reden heeft voor het weigeren, wordt er meestal wel begrip getoond. Met name de eerste generatie Marokkanen met diabetes vindt het moeilijk eten of drinken te weigeren uit beleefdheid en soms ook uit schaamte voor zijn ziekte. In de volgende generaties speelt dit minder, maar kan het nog steeds een rol spelen. In de Marokkaanse cultuur wordt extra eten klaargemaakt, zodat onverwachte gasten mee kunnen eten.

In Marokko wordt meestal regelmatig en op vaste tijden gegeten. Het dagmenu bestaat uit drie hoofdmaaltijden, te weten een ontbijt, een stevige warme maaltijd in de middag en in de avond een lichte warme maaltijd. Aan het eind van de middag en na de avondmaaltijd wordt er tijd ingeruimd voor koffie en thee met vaak iets zoets erbij.

Onderstaande beschrijving van het eetpatroon is vooral van toepassing op de eerste generatie Marokkanen in Nederland. Afhankelijk van de inbedding in de etnische gemeenschap geldt dit in meerdere of mindere mate ook voor de tweede (en derde) generatie.

- In Nederland hebben Marokkanen vaak een onregelmatig eetpatroon. Meestal worden twee of drie hoofdmaaltijden (waarvan soms twee warme maaltijden) gegeten op geleide van het hongergevoel en afhankelijk van de werkdruk. Tussen de hoofdmaaltijden wordt meestal weinig gegeten.
- Het gevoel een goed gevulde maag te hebben bepaalt de hoeveelheid voedsel die men eet. Doordat er in veel gevallen geruime tijd tussen de maaltijden zit, heeft men vaak veel trek, waardoor men grote porties eet.
- Marokkanen eten vaak gezamenlijk uit een grote schaal of bord. Het is dan extra moeilijk om exacte hoeveelheden aan te houden.
- De Marokkaanse voeding is koolhydraatrijk. Veelgebruikte koolhydraatbronnen zijn brood, couscous (oorspronkelijk uit Tunesië), peulvruchten, aardappelen en verschillende deegwaren. Brood wordt bij vrijwel elke warme maaltijd gegeten. Aardappelen en peulvruchten worden als groenten beschouwd en worden meestal in combinatie met koolhydraatrijke voedingsmiddelen, zoals couscous of brood, gegeten. Door deze combinatie kan de hoeveelheid koolhydraten per maaltijd flink oplopen.
- Eenpansgerechten van groenten, aardappelen of peulvruchten en vlees zijn erg populair en worden vaak gegeten. Ook hierbij wordt vrijwel altijd brood genuttigd.
- Het gebruik van zoete Marokkaanse thee en koekjes of andere zoetigheid bij de warme maaltijd zorgt voor een extra toename van de koolhydraatconsumptie.
- De vetinneming wordt voornamelijk bepaald door het gebruik van olijfolie, boter (ook verwerkt in koekjes) en vetten uit (lams)vlees. De laatste twee bepalen hoofdzakelijk de dagelijkse verzadigd-vetinneming.
- Voor de bereiding van de warme maaltijd wordt olijfolie of een mengsel van olijfolie en zonnebloemolie gebruikt.
- Lams- en rundvlees zijn de belangrijkste eiwitbronnen in de voeding. In een doorsnee Marokkaans gezin wijkt, anders dan vaak gesuggereerd wordt, de hoeveelheid vlees die dagelijks gegeten wordt niet veel af van de aanbevolen hoeveelheden. Alleen bij speciale gelegenheden wordt aanzienlijk meer vlees gegeten.

- Groenten worden meestal samen met vlees in eenpansgerechten verwerkt. Bij de avondmaaltijd wordt vaak rauwkost gegeten.
- De fruitconsumptie is vaak hoger dan de aanbevolen hoeveelheid.
- De vochtinneming is in Nederland veel lager dan in Marokko, vooral in de wintermaanden is de inneming onvoldoende. Thee (meestal met veel suiker), frisdranken en water zijn de belangrijkste dranken die gebruikt worden.

1.6   Turken in Nederland

1.6.1   Herkomst

In de jaren zestig van de vorige eeuw kwamen de meeste Turkse mannen als arbeidsmigranten naar Nederland.

1.6.2   Eerste, tweede en derde generatie

Vaak wordt de volgende indeling gehanteerd:

- Eerste generatie: personen die in Turkije zijn geboren.
- Tweede generatie: personen die in Nederland zijn geboren, de ouders zijn in Turkije geboren.
- Derde generatie: personen die in Nederland zijn geboren, evenals hun ouders, minimaal een van hun grootouders is in Turkije geboren. Omdat beide ouders in Nederland zijn geboren, behoort de derde generatie tot de autochtonen.

Hoewel de tweede generatie Turken – de meesten zijn tussen de 20 en 35 jaar – vaker contacten onderhoudt met autochtone Nederlanders dan de eerste generatie, blijft het opvallend dat ruim de helft van de Turken in de vrije tijd vooral omgaat met leden van de eigen herkomstgroep. Inbedding in de eigen etnische gemeenschap lijkt de structurele integratie eerder te belemmeren dan te bevorderen (Goedhuys, 2010; Huijnk e.a., 2010).

De derde generatie is – hoewel sterk groeiend – nog zeer bescheiden van omvang (Goedhuys, 2010). Op 1 januari 2010 bestond de Turkse derde generatie uit iets meer dan 7000 personen. Bovendien is de derde generatie een zeer jonge bevolkingsgroep: 80 procent is jonger dan 15 jaar. De meesten zijn zelfs jonger dan 4 jaar.

1.6.3   Taal en opleiding

Turken spreken Turks of Koerdisch. De schrijftaal is Turks. Koerden komen overwegend van het platteland, Turken zijn meer afkomstig uit de stad.

Het opleidingsniveau van de Turkse ouderen is in het algemeen laag. De oudere vrouwen hebben in het land van herkomst vaak helemaal geen onderwijs gevolgd of hebben de basisschool niet afgemaakt. Een gevolg hiervan is dat onder Turkse vrouwen van de eerste generatie veel analfabetisme en leesarmoede voorkomt.

Het opleidingsniveau van Turken in Nederland is nog steeds laag, maar stijgt gestaag en sneller dan onder autochtone Nederlanders. Van de Turken in Nederland die niet (meer) naar school gaan, heeft 35 procent niet meer dan basisonderwijs gevolgd (Sociaal en Cultureel Planbureau, 2011).

1.6.4 Eetpatroon

Onderstaande beschrijving van het eetpatroon van Turken in Nederland is vooral van toepassing op de eerste generatie Turken in Nederland. Afhankelijk van de inbedding in de etnische gemeenschap geldt dit in meerdere of mindere mate ook voor de tweede (en derde) generatie.

- Het meest gebruikelijke maaltijdpatroon bestaat uit twee of drie hoofdmaaltijden per dag. Een enkele keer worden vier hoofdmaaltijden gebruikt. Het tijdstip van de Turkse maaltijd ligt minder vast dan dat van de Nederlandse. Er wordt vaak twee keer per dag warm gegeten. Voeding heeft een belangrijke plaats in het sociale leven. Hierop zal niet snel worden bezuinigd.
- Er wordt vaak gezamenlijk gegeten. Bezoek is welkom om mee te eten, zowel bij hoofdmaaltijden als tussenmaaltijden. Weigering wordt als belediging ervaren.
- De eerste maaltijd wordt gebruikt tussen 10.00 en 12.00 uur 's ochtends. Bij dit ontbijt gebruikt men meestal Turks brood, 'pide', 'somun' of bruin brood. Op het brood smeert men eventueel wat roomboter of margarine en als beleg Turkse witte (schapen)kaas, Goudse kaas, olijven, gekookt ei, jam, honing en soms worst ('susuk' of 'salam'). Ook worden tomaten en komkommers gebruikt.
- Een lunch wordt niet altijd gebruikt. Gebruikt men wel een lunch, dan is dit vaak een warme maaltijd, maar ook wel een broodmaaltijd. Bij de broodmaaltijd worden weer (schapen)kaas, tomaat, komkommer en olijven gegeten, en vaak ook fruit, soep, roerei of een gerechtje dat van de vorige dag is overgebleven. De warme middagmaaltijd bestaat vaak uit een pilav van rijst of bulgur met een vleesgerecht, groentegerecht, salade en 'cacik' (tafelzuur). Er wordt altijd brood bij gegeten.
- De warme maaltijd 's avonds wordt vaak later gegeten dan bij Nederlanders. Soep eet men meerdere malen per week. Gebakken en gekookte rijst, macaroni, bulgur en patat zijn de belangrijkste basisgerechten. Hierbij eet men bijvoorbeeld stoofpotten waarin één of meerdere groenten en kruiden, eventueel vlees en een zetmeelbron verwerkt zijn. Aardappelen worden meer als groente gezien dan als zetmeelbron. Groente wordt ook gebakken, gesmoord, gevuld (dolma's) of als salade en tafelzuur gegeten. De meeste Turken eten brood bij de warme maaltijd.

- Als vlees wordt meestal rund- of kippenvlees gegeten. Afhankelijk van de streek van herkomst is men gewend aan het eten van vis.
- Bij de bereiding wordt vaak roomboter en margarine of olie gebruikt. Bij de bereiding van de warme maaltijd gebruikt men in het algemeen veel vet.
- Gekochte of zelfgemaakte yoghurt dient dikwijls als bijgerecht.
- Nagerechten eet men niet vaak. Meestal zijn het verse vruchten of compote van gedroogd fruit en soms 'baklava' (Turks gebak) of 'sutlac' (rijstepap).
- Fruit, koekjes of hartige hapjes, zoals noten, 'leblebi' (geroosterde kikkererwten), zonnebloempitten en chips, worden vooral tijdens visites genuttigd, zowel 's avonds als overdag. In bepaalde lekkernijen komt veel vet voor, bijvoorbeeld in 'tulumba tatslisi', 'baklava', 'börek' en noten.
- Koffie en thee worden vaak met melk(poeder) en suiker gedronken. Behalve filterkoffie wordt ook oploskoffie gebruikt. Verder drinkt men frisdranken en vruchtensappen. Bij de broodmaaltijden en warme maaltijden worden vaak water en 'ayran' (yoghurtdrank) gedronken.
- Het is gebruikelijk om zout over het eten te strooien. Verder kan het gebruik van zout per persoon sterk variëren door het veel of weinig eten van olijven, kaas en worstsoorten, soep, zout toegevoegd aan de warme maaltijd, bouillonblokjes, tafelzuur en tomatenpuree.
- Alcohol is volgens de islam verboden.

1.7 Communicatie

Goede communicatie is een voorwaarde voor een succesvolle behandeling. Een patiënt is pas in staat om een bepaald gedrag aan te nemen als hij de adviezen en richtlijnen begrepen heeft en overtuigd is van het belang ervan.

1.7.1 Verbale en non-verbale communicatie

Het is aan te raden om als hulpverlener zelf het initiatief tot een gesprek te nemen. Autonomie wordt met name door de eerste generatie als brutaal gezien. Betrek de patiënt wel actief bij de behandeling. Met name patiënten van de eerste generatie zullen uit beleefdheid geen 'nee' zeggen. Het is daarom nodig om de wijze van vragen aan te passen. Bij vragen die met 'ja' of 'nee' beantwoord kunnen worden, is het nodig deze te laten volgen door een vraag waarop alleen een concreet antwoord mogelijk is. Dus open vragen, die beginnen met: wie, wat, wanneer enzovoort. Vaak wordt het kennisniveau van een patiënt die redelijk Nederlands spreekt, overschat, waardoor misverstanden ontstaan. Om aan te sluiten bij het kennisniveau is het van belang om de al gegeven informatie goed na te vragen om duidelijk te krijgen of de patiënt de informatie al dan niet begrepen heeft.

Houd rekening met non-verbale communicatie. Geen oogcontact is geen teken van desinteresse of onbeleefdheid, maar juist een teken van respect.

Schriftelijke voorlichting, waarbij alleen met tekst gewerkt wordt, heeft van-wege de taalproblemen vaak zeer weinig resultaat.

1.7.2 Hulpmiddelen

Bij de voorlichting en advisering over diabetes aan Marokkanen en Turken is het belangrijk rekening te houden met de mogelijkheid van laaggeletterdheid, een laag opleidingsniveau en een beperkte beheersing van de Nederlandse taal. Er zijn uit-gebreide folders waarin het ziektebeeld, de behandeling en de voeding worden besproken in verschillende talen. De ervaring leert echter dat uitgebreide folders slecht gelezen worden. Eenvoudig visueel materiaal heeft daarom meestal de voor-keur: fotoboeken, voorbeeldmaterialen, audiovisuele materialen en voorbeelden van (dag)menu's.

Fotomateriaal

Niet alle patiënten spreken en verstaan Nederlands. Bij een patiënt die redelijk Ne-derlands spreekt, kan fotomateriaal gebruikt worden. In de jaren tachtig is door het Bureau Voorlichting Gezondheidszorg Buitenlanders (BVGB) een fotoboek ont-wikkeld. Hierin staan foto's van de meest gebruikte voedingsmiddelen en maal-tijden. Bovendien geeft het boek mogelijkheden om gewenste hoeveelheden uit te leggen. Het foto-anamneseboek is niet meer verkrijgbaar, maar wordt door veel diëtisten nog wel gebruikt.

Op internet zijn diverse fotoboeken te vinden. Door bij een zoekmachine 'foto-anamneseboek' in te vullen, zijn veel verschillende boeken te vinden, onder andere gemaakt door studenten van de opleidingen diëtetiek. Bij Stichting Diabetes and Nutrition Organisation (DNO) is de *Educatiemap bij diabetes* verkrijgbaar.

Voorbeeldmaterialen

Het gebruik van verpakkingen, lepels, glazen en bekers tijdens het consult kan ver-helderend werken, net als het gebruik van dummy's (namaakproducten). Zo kunnen zowel de patiënt als de zorgverlener aanwijzen wat ze bedoelen en meer duidelijk-heid over de portiegrootte geven.

Audiovisueel materiaal

Via de website van het Slotervaartziekenhuis kunnen diverse films over diabetes (in Turks, Berber, Arab-Marok) gratis bekeken worden. Op de website www.kijkop-diabetes.nl zijn ook filmpjes te bekijken. Het is aan te raden de films zelf eerst te bekijken en te beoordelen of een film geschikt is voor de desbetreffende patiënt.

Folders, brochures

Diverse farmaceutische bedrijven (o.a. Novo Nordisk en Astra Zeneca) geven brochures en informatiematerialen in de Turkse en Arabische taal uit.

Voorbeeld dagmenu/weekmenu

Een op de patiënt afgestemd voorbeelddagmenu kan eventueel vertaald worden in het Arabisch c.q. Turks. Op de website van Diëtisten Coöperatie Nederland (DCN) zijn voorbeeldweekmenu's te downloaden; deze zijn niet specifiek voor mensen met diabetes.

Hulpmiddelen voor het rekenen met koolhydraten

Voor het rekenen met koolhydraten kan de meest recente versie van de Eettabel (Voedingscentrum) gebruikt worden. Het hoofdstuk 'Voeding van enkele niet-Nederlandse bevolkingsgroepen' (IVD Voedingsleer 39) vermeldt in tabel 1 en 2 de voedingswaarde-informatie van Turkse en Marokkaanse gerechten. Ook zijn diverse koolhydraatapps voor de mobiele telefoon bruikbaar. Op de website antoniusziekenhuis.nl staan Turkse voedingsmiddelen met koolhydraatgehaltes vermeld.

1.7.3 Tolk/VETC'er

Soms is het noodzakelijk te communiceren via een tolk of een Voorlichter Eigen Taal en Cultuur (VETC'er). VETC'ers zijn mensen uit het land van herkomst en uit dezelfde cultuur, die geschoold zijn om voorlichting te geven op het gebied van gezondheid. Ze kunnen werken in een ziekenhuis, bij een thuiszorgorganisatie, gezondheidscentrum of GGD.

Aan het gebruik van niet-officiële tolken, zoals familieleden, kennissen en buren, kleven nadelen. Gezien de privacygevoelige onderwerpen die soms besproken worden, kan dit een probleem zijn. Bovendien vertalen ze niet altijd correct of onvolledig. Soms worden kinderen van school gehouden om te kunnen tolken.

1.7.4 Groepsvoorlichting en gecombineerd spreekuur

In gezondheidscentra en ziekenhuizen kunnen ook groepsbijeenkomsten voor Turkse of Marokkaanse patiënten met diabetes mellitus worden georganiseerd. Vooral het uitwisselen van ervaringen wordt als zeer positief ervaren. In het kader van het Nationaal Actieprogramma Diabetes zijn GGD Hart voor Brabant en Tranzo in 2012 gestart met de interventiepilot 'verbeterde zelfzorg in de thuissituatie voor

Turkse mannen met diabetes mellitus type II'. De interventie bestaat uit een cursus voor allochtone echtparen, waarbij ingegaan wordt op het ziektebeeld diabetes, op mogelijke complicaties, op leefstijl en op zelfmanagement. De cursus bestaat uit zes bijeenkomsten en twee huisbezoeken. De verbeteringen en belemmeringen in zelfmanagement en leefstijl worden besproken en echtparen krijgen adviezen en kunnen vragen stellen. Aan de interventie namen ook de echtgenotes van de Turkse mannen deel. Zij kunnen hun man namelijk thuis steunen en motiveren tot een gezonde leefstijl, wat positieve invloed heeft op het zelfmanagement (GGD Hart voor Brabant/NAD, 2012).

1.8 Aandachtspunten bij dieetadvisering

Het kan bij met name de eerste generatie moeilijk zijn de relatie tussen voedingspatroon en klachten duidelijk te maken, omdat zij zich vaak minder goed realiseren dat men door anders te eten de gezondheid kan bevorderen; dit geldt zeker als men ook een lager kennisniveau heeft van het functioneren van het menselijk lichaam. Bovendien bestaat bij deze patiënten vaak de overtuiging dat afvallen en betere bloedglucoses bereiken alleen mogelijk is met behulp van medicijnen. Het opvolgen van een dieetvoorschrift vindt men vaak erg moeilijk, zeker als men niet gewend is om regelmatig en/of op tijd te eten. Dit hangt samen met de cultuur waarin het afkeurenswaardig is om te eten of te drinken wanneer men geen honger of dorst heeft. Ook traditionele opvattingen zoals 'Wie ziek is moet zo veel mogelijk eten om aan te sterken', spelen een rol. Voor veel mannen staat vermageren gelijk aan ziek en zwak worden.

1.8.1 Portiegroottes

In de Marokkaanse en Turkse cultuur wordt weinig gebruikgemaakt van de in Nederland gangbare verstrekkingseenheden, zoals opscheplepels en sauslepel. Men bereidt de maaltijden op het gevoel, op het gezicht en geleid door ervaring, en men werkt niet met inhoudsmaten. De schuimspaan is een veelgebruikte keukenhulp bij het opscheppen van het eten en de inhoud van een opscheplepel kan aanzienlijk verschillen met die van een schuimspaan. Het is daarom belangrijk om bij de anamnese goed na te vragen welke keukenmaterialen de patiënt gebruikt. Ook het aanduiden van de hoeveelheid brood geeft regelmatig problemen. Turkse en Marokkaanse broden verschillen in grootte. Duidelijkheid over de portiegrootte is dan ook belangrijk.

Soms wordt met het gehele gezin van een grote schaal/bord gegeten. Het is dan onduidelijk hoeveel de patiënt persoonlijk eet. Adviseer dan om een eigen stuk brood af te snijden en van tevoren te bepalen hoeveel vlees er op tafel komt en het vlees in min of meer gelijke stukken te snijden.

1.8.2   De voedingsanamnese

Door taalproblemen en de cultuur kan het moeilijk zijn een adequate voedingsanamnese te verkrijgen. In de islamitische cultuur wordt het als ongepast beschouwd te
praten over hetgeen men eet. Eten doet men bovendien meestal niet alleen (voedsel
wordt gedeeld met anderen) en als er gegeten wordt, dan behoort men niet zo veel
te eten dat men geheel verzadigd is. Tegen deze achtergrond is het denkbaar dat
concrete vragen over voeding als bezwaarlijk kunnen worden gezien en de persoon
in kwestie in verlegenheid kunnen brengen. Het is mogelijk dat mensen daarom
geen compromitterende uitspraken over hun voeding doen. Uit onderzoek blijkt een
onderrapportage van de voedselinneming bij 'obese' Turken (Hulshof & Staveren,
1995). Een accurate inschatting van de voedselinneming is moeilijk.

1.8.3   Het dieetadvies

Het dieetadvies bij diabetes mellitus wijkt bij Marokkanen en Turken niet af van
de reguliere behandeling van diabetes; zie hoofdstuk Diabetes mellitus bij volwassenen.

De methodiek die de diëtist hanteert, zal afhankelijk moeten zijn van kennis,
opleidingsniveau en het al of niet beheersen van de Nederlandse taal van de patiënt.
Het dieetadvies wordt in overleg met de patiënt persoonlijk vastgesteld. Het medi-
catievoorschrift is daarbij een belangrijke factor; dit bepaalt ook welke koolhydraat-
verdeling doelmatig is en of koolhydraatpieken moeten worden vermeden. Is een
vaste verdeling van koolhydraten of rekenen met koolhydraten aan de orde, dan is
een regelmatig voedingspatroon en voldoende kennis van koolhydraatgehalten van
voedingsmiddelen nodig.

Aandachtspunten bij de dieetadvisering

– Het heeft de voorkeur zo veel mogelijk aan te sluiten bij het bestaande voedingspatroon en te benadrukken wat daarin goed is. Het mediterraan voedingspatroon
   kan een goede optie zijn bij diabetes mellitus type 2 en overgewicht (NDF Voedingsrichtlijn, 2015). Net als bij autochtone mensen met diabetes kan het zeer-
   laagkoolhydraat- voedingspatroon een optie zijn, mits dit de voorkeur heeft van
   de Turkse of Marokkaanse mens met diabetes. Ook hier is aandacht voor het
   aanpassen van de medicatie en het volhouden erg belangrijk, zodat indien nodig
   bijgestuurd kan worden en/of de medicatie (opnieuw) aangepast kan worden.
– Turken en Marokkanen gebruiken vaak grote hoeveelheden gezoete dranken. In
   de regel zal het nodig zijn deze te minimaliseren. Het advies om ook geen vruchtensappen te gebruiken (NDF Voedingsrichtlijn, 2015) verdient extra aandacht.
   Met zoetstof gezoete dranken kunnen eventueel een optie zijn. Duidelijke uitleg

over begrippen als 'light', 'ongezoet' en dranken die van nature koolhydraten bevatten is noodzakelijk, omdat deze vaak voor verwarring zorgen.
- Vaak worden meerdere koolhydraatrijke producten in een maaltijd gecombineerd. Het advies om bij een maaltijd slechts één koolhydraatrijk product te nemen (óf aardappelen óf peulvruchten óf brood) kan een goede optie zijn.
- Het gebruik van fruit past in de voeding bij diabetes. Met name Turken eten vaak grote hoeveelheden fruit. Marokkanen vinden fruit uit Marokko smaakvoller dan dat uit Nederland. Tijdens de vakantie in Marokko wordt daarom vaak veel meer fruit gegeten. Het is goed extra aandacht aan de hoeveelheid fruit te besteden en uit te leggen welke vruchten veel of juist weinig koolhydraten bevatten. Ook het gebruik van vruchtensap verdient aandacht.
- In verband met het beperken van de hoeveelheid verzadigd vet kunnen producten met een betere vetzuursamenstelling (dieetmargarine, halvarine) de voorkeur hebben boven het gebruik van roomboter. Marokkanen en Turken kunnen bang zijn om daarmee ongewenst varkensvet binnen te krijgen. Informeer of er soorten verkrijgbaar zijn die men wel wil gebruiken en die een gunstiger vetsamenstelling en/of energiepercentage hebben.
- Vaak kiezen Marokkaanse en Turkse patiënten witte broodsoorten en witte rijst. Volkorenproducten zijn een betere optie.
- Omdat veel mensen met diabetes ook overgewicht hebben, is energiebeperking vaak gewenst. Producten die gunstig zijn wat betreft vetzuursamenstelling (bijvoorbeeld olie en noten) kunnen voor verwarring zorgen doordat deze tevens energierijk zijn. Door bij het eten van brood geen olie te gebruiken, of de olie op het brood te smeren in plaats van het brood in de olie te dopen, wordt minder olie gebruikt.
- Het is belangrijk een patiënt die insuline gebruikt of medicijnen slikt die een hypo kunnen veroorzaken, duidelijk en concreet te informeren over wat hij moet doen bij een hypoglykemie.
- Ondanks dat alcohol volgens de islam verboden is, wordt dit – vrijwel uitsluitend door mannen – wel gebruikt. Daarom is het belangrijk het gebruik van alcohol in relatie tot diabetes bespreekbaar te maken, bijvoorbeeld vanwege het risico van (nachtelijke) hypoglykemie.
- Door te vragen of de patiënt producten en recepten mee wil nemen bij het volgende bezoek, kunnen de voedingswaarde en mogelijke alternatieven besproken worden die aansluiten bij de gewoonten.
- Er circuleren diverse misvattingen over voeding. Enkele voorbeelden: Op de lange termijn kunnen zoetjes blindheid, verminderde hartfunctie en kanker veroorzaken. Lamsvlees bevat suiker. Bladgroenten (bijv. bkola, een soort wilde spinazie) werken bloedglucoseverlagend. Bkola zou bovendien geneeskrachtig zijn. Pure olijfolie uit het thuisland is beter dan olijfolie uit de supermarkt in Nederland en mag ongelimiteerd gebruikt worden. Het is goed om hier alert op te zijn.
- Bij diabetes wijkt het vitamine D-advies niet af van het gebruikelijke advies van de Gezondheidsraad. Bij diabetes is dus geen suppletie van vitamine D nodig bovenop het advies dat gegeven wordt in verband met leeftijd, een donkere (ge-

tinte) huidskleur, niet genoeg buitenkomen, huid grotendeels bedekken met kleding. Omdat veel Marokkaanse en Turkse mensen niet op de hoogte zijn van het suppletieadvies van de Gezondheidsraad en/of het niet in de praktijk brengen, kan het goed zijn navraag te doen naar vitamine D-suppletie.
- Turken en Marokkanen willen graag medicijnen om van de klachten af te komen in plaats van een langdurig dieet volgen. Er is onvoldoende bewijs voor het gebruik van kaneel of andere kruidensupplementen voor de behandeling van diabetes. Er is geen bewijs voor beschermende effecten van supplementen met omega-3-vetzuren (NDF Voedingsrichtlijn, 2015).
- Als een patiënt op reis gaat, kunnen reisadviezen gegeven worden, zoals gedurende de reis gezond en voldoende blijven eten en voldoende rusten en om ook in de vakantie zo veel mogelijk rekening te houden met het dieet. Mensen met diabetes ervaren tijdens de vakantie in hun thuisland vaak een grote sociale druk vanwege de normen en waarden die daar heersen. Zo zullen zij problemen hebben met het weigeren van eten en drinken bij het bezoeken van hun familie. De hoeveelheid die op visite gegeten wordt, kan door het nemen van kleine hapjes en een laag eettempo beperkt worden.
Het is belangrijk de patiënt erop te wijzen dat hij een arts moet raadplegen wanneer er zich problemen voordoen gedurende het verblijf in het thuisland. Indien de patiënt daar langer dan drie maanden blijft, is het ook raadzaam de patiënt te adviseren daar een arts te raadplegen voor controle van de diabetes. Het kan voorkomen dat wanneer iemand zich goed voelt, hij of zij stopt met medicijngebruik. Klimaatverandering, zeker warmte, kan een lagere bloedglucose veroorzaken. Door dit met de patiënt te bespreken kunnen problemen voorkomen worden. Ook het feit dat een alternatieve geneeswijze nooit de reguliere medische behandeling kan vervangen, en dat het belangrijk is de afgesproken behandeling door de Nederlandse arts niet te beëindigen, kunnen aandachtspunten zijn.

Belangrijke punten in verband met ramadan

- Hoewel zieken vrijgesteld zijn van het vasten, is het voor veel mensen met diabetes erg moeilijk om hieraan toe te geven, zeker voor mensen met diabetes type 2. Het is belangrijk hierover ruim voordat ramadan begint, in gesprek te gaan met de patiënt en de (on)mogelijkheden te bespreken, zodat deze een weloverwogen keuze kan maken. Het informeren naar ervaringen in voorgaande jaren kan ook waardevolle informatie en aanknopingspunten opleveren. Door af te stemmen met arts, praktijkondersteuner en diabetesverpleegkundige kan naar een gezamenlijke oplossing gezocht worden (Ekelman, 2014).
- Het meten van bloedglucosewaarden is wel toegestaan tijdens ramadan. Spreek duidelijk af bij welke bloedglucosewaarden het nodig is om iets te eten en te stoppen met vasten. In overleg met de arts, diabetesverpleegkundige en poh zijn de medicijnen eventueel aan te passen (Ekelman, 2014).
- Door te weinig drinken kan medicatie anders werken (Ekelman, 2014).

- Om een goede bloedglucoseregulatie te bereiken kan het nodig zijn het eten zo veel mogelijk te spreiden over de periode dat eten is toegestaan. In de winter is het mogelijk om 's avonds twee kleine maaltijden te gebruiken en 's morgens een ontbijt. Door vlak voor zonsopgang een maaltijd te nemen met een lage glykemische load (complexe koolhydraten, voldoende eiwit en vet) treden minder glucosepieken op en ontstaat overdag minder snel een hongergevoel. De 'suhur' of 'sahur' (= maaltijd in de ramadanmaand voordat de zon opkomt) en de 'iftar' (= avondmaaltijd tijdens ramadan) bevatten gerechten met veel koolhydraten, waardoor de postprandiale waarden stijgen en de hoge waarden 's nachts aanhouden.
- Het wordt als onbeleefd beschouwd om niet alle gerechten te proeven. Door kleine hoeveelheden te nemen, langzaam te eten en goed te kauwen kunnen de hoeveelheden beperkt worden. Gerechten met weinig koolhydraten, zoals soep, groente en yoghurt zonder suiker, hebben de voorkeur.
- Het vasten wordt vaak doorbroken met dadels. Patiënten weten vaak niet dat deze veel koolhydraten bevatten en dat het daarom beter is de hoeveelheid te beperken. Na de maaltijd worden vaak zoete gerechten geserveerd, zoals 'baklava' of 'chebakia'. Overleg met de patiënt over betere alternatieven, bijvoorbeeld een schaaltje yoghurt (met fruit). Ook het bewaren van een deel van de maaltijd of het nagerecht tot na het moskeebezoek kan een optie zijn.
- Lopend of met de fiets naar de moskee gaan betekent ook wat extra lichaamsbeweging (en mogelijk lagere bloedglucosewaarden).
- Veel patiënten verwachten tijdens ramadan gewicht te verliezen, maar in de praktijk blijkt dat de meeste patiënten tijdens en na ramadan juist in gewicht toenemen. De gewichtstoename wordt waarschijnlijk veroorzaakt door een hogere energie-inneming, een onregelmatig voedingspatroon en een lager activiteitenpatroon (en het Suikerfeest na afloop).
- Ook als mensen niet deelnemen aan ramadan, is het belangrijk om er alert op te zijn dat er op andere tijden gegeten wordt dan gewoonlijk, omdat hun gezinsleden wél vasten. Zij nemen de avondmaaltijd dan waarschijnlijk later, wat aanpassing van de medicatie kan betekenen. Het kan ook zijn dat mensen die tijdens ramadan niet (geheel) aan het vasten hebben kunnen deelnemen, dit gedurende een andere periode of verspreid over een langere tijd, inhalen. Overleg met of verwijs naar de andere diabetesbehandelaars om hier afspraken over te maken.

1.9   Tot besluit

Voor de diëtist is het begeleiden van Marokkaanse en Turkse patiënten met diabetes mellitus een uitdaging. Een langduriger en intensievere begeleiding kan, naast geduld, inventiviteit en begrip, noodzakelijk zijn om de gewenste doelen te bereiken. De volgende aanbevelingen kunnen helpen de therapietrouw te verbeteren.

- Eenvoudige woorden, bij voorkeur dezelfde woorden als de patiënt, korte zinnen en beperking van de informatie tot 3-5 kernpunten en herhaling hiervan, hebben de voorkeur.

- Samenwerking met bijvoorbeeld VETC'ers, diabetesverpleegkundigen en praktijkondersteuners heeft een positief effect.
- Afspraken nakomen en het omgaan met tijd kunnen in andere culturen een verschillende betekenis hebben. Het is goed om de afspraken in overleg met de patiënt te plannen, waarbij rekening wordt gehouden met vrijdagmiddaggebed en feestdagen. Om duidelijkheid te scheppen is het belangrijk de patiënt expliciet te vertellen wanneer hij wordt verwacht en het belang hiervan te benadrukken. Door de afspraken op 'eenvoudige' tijdstippen te plannen worden vergissingen voorkomen: '10 uur' is beter dan '10.45 uur'. Het is aan te raden de patiënt zo veel mogelijk bij dezelfde collega('s) te laten terugkomen.

Referenties

Baan CA, Poos MJJC, Uiters E, Savelkoul M. Hoe vaak komt diabetes mellitus voor en hoeveel mensen sterven eraan? In: Volksgezondheid Toekomst Verkenning, Nationaal Kompas Volksgezondheid. Bilthoven: RIVM, <http://www.nationaalkompas.nl> Nationaal Kompas Volksgezondheid\Gezondheidstoestand\Ziekten en aandoeningen\Endocriene, voedings- en stofwisselingsziekten en immuniteitsstoornissen\Diabetes mellitus, 20 maart 2014.

Ekelman N. Ramadan, diabetes en voeding. Ned Tijdschrift voor Voeding & Diëtetiek 2014; 69(2); 24–26.

GGD Hart voor Brabant/NAD. Draaiboek cursus Verbeterde zelfzorg in de thuissituatie voor Turkse mannen met diabetes, 2012.

Goedhuys M, König T, Geertjes K. Verkenning niet-westerse derde generatie. Centraal Bureau voor de Statistiek, 2010.

Huijnk W, Gijsberts M, Dagevos J. Toenemende integratie bij de tweede generatie? Sociaal en cultureel rapport, 2010.

Hulshof PJM, Staveren WA. Hoe accuraat is de meting van de voedselinname van Turkse migranten? Een onderzoek naar de voedselconsumptie van Turkse volwassenen in Nederland. Nederlands Tijdschrift voor Diëtisten 1995; 50: 2–6.

NDF Zorgstandaard. Addendum Geïndiceerde preventie van diabetes type 2. Amersfoort: Nederlandse Diabetes Federatie, 2012.

NDF Voedingsrichtlijn Diabetes 2015. Amersfoort: Nederlandse Diabetes Federatie, 2015.

Rutten GEHM, Grauw WJC de, Nijpels G, Houweling ST, Laar FA van de, Bilo HJ. NHG-Standaard Diabetes mellitus type 2 (derde herziening). *Huisarts Wet* 2013; 56(10): 512–525.

Sociaal en Cultureel Planbureau. Jaarrapport Integratie 2011.

Werf S van der. Allochtonen, een inleiding. Bussum: Coutinho, 1994.

ZonMw. Eindevaluatie Gezonde Voeding, 2014. Project The dietary patterns of 5 ethnic groups in the Netherlands: can they explain differences in cardiovascular disease risk.

Websites

www.diabetesfederatie.nl Op de website van de Nederlandse Diabetesfederatie is meer informatie te vinden over ramadan en diabetes en kunnen jaarlijks nieuwe materialen worden aangevraagd.

www.kijkopdiabetes.nl

Hoofdstuk 2
Voedingsmiddelentabellen

Augustus 2015

S. Westenbrink, M. Jansen-van der Vliet, E. Siebelink
en E.J.M. Buurma-Rethans

2.1   Inleiding

Voedingsmiddelentabellen, met informatie over de hoeveelheid voedingsstoffen in voedingsmiddelen, zijn al meer dan honderd jaar beschikbaar. De oudste (Amerikaanse) voedingsmiddelentabel dateert uit 1896 (Atwater & Woods, 1896). Het tijdschrift *Voeding* publiceerde in 1941 de eerste Nederlandse voedingsmiddelentabel. Behalve analysecijfers afkomstig van binnen- en buitenlandse laboratoria werden ook gegevens uit de literatuur gebruikt. In totaal werd voor 129 voedingsmiddelen het gehalte aan kilocalorieën, koolhydraten, eiwit, vet, calcium, fosfor, ijzer en de vitamines A, B1, C en D (alleen voor levertraan) gerapporteerd (Van Eekelen e.a., 1941; Hulshof e.a., 1996).In de loop van de jaren zijn de eisen aan de inhoud van de tabellen veranderd.

Voedingsmiddelentabellen zijn een onmisbaar instrument bij de uitvoering van voedselconsumptiepeilingen, die een belangrijke pijler zijn bij het vaststellen van voedingsbeleid. Ook in de voedingsvoorlichting en dieetadvisering zijn voedingsmiddelentabellen onmisbaar. Verder gebruikt de levensmiddelenindustrie de tabellen voor de etikettering van hun producten.

De verschillende groepen gebruikers hebben specifieke wensen en eisen met betrekking tot de samenstelling van een voedingsmiddelentabel. Vanuit wetenschappelijk onderzoek en voorlichting is belangstelling gegroeid voor meer voedingsstoffen en er zijn verschuivingen in het voedingspatroon waardoor meer en andere

S. Westenbrink (✉)
Projectleider/beheerder NEVO-databestand, RIVM.

M. Jansen-van der Vliet
Beheerder NEVO-databestand, RIVM.

E.J.M. Buurma-Rethans
Beheerder NES-databestand, RIVM.

E. Siebelink
Onderzoeksdiëtist, afdeling Humane Voeding, Wageningen Universiteit.

© 2015 Bohn Stafleu van Loghum, onderdeel van Springer Media BV
M. Former et al. (Red.), *Informatorium voor Voeding en Diëtetiek*,
DOI 10.1007/978-90-368-0900-9_2

voedingsmiddelen moeten worden toegevoegd. Bovendien hebben zich ontwikkelingen voorgedaan op het gebied van de informatietechnologie, waarbij de overstap van papieren kaartenbakken naar elektronische databasemanagementsystemen al weer vele jaren geleden gemaakt is. Voedingsmiddelentabellen verschijnen steeds minder in de vorm van boeken, maar steeds vaker en soms uitsluitend op internet, als doorzoekbare database, e-book, downloadbare bestanden en in de vorm van apps. Berekeningen met voedingsmiddelentabellen worden uitgevoerd met behulp van voedingsberekeningsprogrammatuur, die of commercieel beschikbaar is of voor eigen gebruik, bijvoorbeeld in onderzoeksorganisaties, wordt ontwikkeld.

In veel landen is een voedingsmiddelentabel beschikbaar, die door een overheidsorganisatie wordt beheerd. In andere landen is hier bijvoorbeeld een universiteit voor verantwoordelijk. Naast officiële tabellen is er ook vaak sprake van afgeleide tabellen, die gericht zijn op een bepaalde doelgroep, bijvoorbeeld tabellen met een beperkt aantal voedingsstoffen voor consumenten of calorieëntabellen ten behoeve van vermageringsprogramma's. Voedingsmiddelentabellen worden veelal ontwikkeld vanuit de behoefte van de gebruikers. Vaak worden voor onderzoeksdoeleinden tijdelijke tabellen gemaakt met nieuwe voedingsstoffen, die later aan de officiële tabel worden toegevoegd.

2.2 NEVO-online

In Nederland is NEVO-online de officiële voedingsmiddelentabel. Deze wordt samengesteld uit het Nederlands Voedingsstoffenbestand (NEVO-bestand), dat onderdeel is van de Levensmiddelendatabank (LEDA). NEVO wordt beheerd door het Rijksinstituut voor Volksgezondheid en Milieu (RIVM). Het andere onderdeel van de LEDA is de merkartikelendatabank, die door het Voedingscentrum wordt beheerd. Fabrikanten kunnen bij het Voedingscentrum samenstellingsgegevens, inclusief allergenen, van hun producten aanleveren. Tot de LEDA behoort ook het Nederlandse supplementenbestand NES, dat eveneens wordt beheerd door het RIVM (par. 2.9).

De NEVO-tabel bestaat sinds 1985 en is voortgekomen uit de UCV-tabel van de commissie Uniforme Codering van Voedingsenquêtes en de Nederlandse Voedingsmiddelentabel van de Voedingsraad. Sinds 2009 is het NEVO-bestand online te raadplegen (http://nevo-online.rivm.nl). Sinds 2013 is NEVO alleen nog online beschikbaar en wordt geen gedrukte NEVO-tabel meer uitgegeven. Wel bestaat de mogelijkheid om de NEVO-tabel als e-book aan te schaffen (http://www.eurofir.org/?page_id=257). Degenen die nog graag met een papieren voedingsmiddelentabel werken, kunnen het e-book zelf printen. Van NEVO-online wordt eens in de twee jaar een nieuwe versie uitgebracht.

Het Voedingscentrum gebruikt gegevens uit NEVO-online in diverse producten, bijvoorbeeld de Eetmeter. Voor elke uitgave wordt van een groot aantal voedingsmiddelen de informatie in de databank aangevuld en herzien. Het aantal voedingsstoffen wordt geleidelijk uitgebreid. Dit gebeurt bijvoorbeeld omdat de gebruikers behoefte hebben aan informatie over nieuwe voedingsstoffen of omdat er nieuwe richtlijnen worden opgesteld door de Gezondheidsraad. Verder worden voedingsmiddelen toegevoegd of verwijderd. Indien beschikbaar worden nieuwe analysegetallen toegevoegd aan het bestand. Ook worden gegevens uit de merkartikelendatabase bij het Voedingscentrum gebruikt; deze merkartikelendatabase wordt zowel door individuele fabrikanten gevuld als via koppelingen met andere merkartikelendatabases. Daarbij wordt ontbrekende informatie (bijvoorbeeld vitamines en mineralen) zo veel mogelijk aangevuld.

Meer achtergrondinformatie over NEVO en de laatste uitgave van NEVO-online is te vinden op de NEVO-website (http://www.rivm.nl/nevo). NEVO-online is een doorzoekbare website, waar zowel op (deel van de) naam en NEVO-code van de voedingsmiddelen als binnen productgroepen kan worden gezocht. Er zijn aparte tabbladen met informatie over groepen voedingsstoffen (bijvoorbeeld energieleverende voedingsstoffen, mineralen, groepen vetzuren, vitamines). Gebruikers kunnen gemaakte selecties bewaren en daarmee per tabblad de samenstelling van verschillende voedingsmiddelen vergelijken. Gehaltes kunnen op- en aflopend worden gesorteerd. Ook kan per voedingsmiddel een totaaloverzicht worden gemaakt, waarbij per gehalte de bron kan worden bekeken. Dit overzicht kan naar Excel worden geëxporteerd.

Omdat niet alle relevante informatie via NEVO-online kan worden gevonden is een aantal extra tabellen op de NEVO-website geplaatst (tabel 2.1).

De volledige NEVO-online dataset kan kosteloos worden aangevraagd via de NEVO-website (http://www.rivm.nl/nevo). De gebruiker dient zich te registreren en gaat akkoord met de gestelde voorwaarden. Na het insturen van het registratieformulier wordt het bestand in het geselecteerde format via e-mail toegestuurd. De belangrijkste voorwaarde is dat gebruik van de informatie van NEVO-online alleen is toegestaan in ongewijzigde vorm en met vermelding van bron en versienummer. De correcte referentie is vermeld in de voorwaarden bij de gedownloade versie.

2.3 Internationale ontwikkelingen

2.3.1 EuroFIR AISBL

In Europa zijn de nationale voedingsstoffenbestanden georganiseerd in EuroFIR AISBL (http://www.eurofir.org/). Deze organisatie is ontstaan uit de EU-projecten EuroFIR en EuroFIR NEXUS, die liepen van 2005 tot 2013. EuroFIR (European Food Information Resource Network) heeft als doel: het ondersteunen en bevorderen van ontwikkeling, beheer, publicatie en toepassing van voedingswaardegegevens door internationale samenwerking en harmonisatie van procedures. Het werk binnen EuroFIR is een voortzetting van de ontwikkelingen uit eerdere EU-projecten, zoals EUROFOODS-Flair-Enfant, Cost Action 99 (West, 1985; Greenfield & Southgate, 2003).

Binnen EuroFIR is gewerkt aan geharmoniseerde en gestandaardiseerde methoden om voedingsstoffendatabestanden op te bouwen en te beheren. Hiervoor zijn de

Tabel 2.1 Overzicht van aanvullende tabellen en documenten bij NEVO-online 2013*.

Aanduiding tabel/document	Toelichting
NEVO-online achtergrondinformatie	Dit document geeft uitgebreide informatie over NEVO, zoals uitleg over opgenomen voedingsmiddelen en voedingsstoffen.
Verklaring van gebruikte hoofdbroncodes in NEVO-online	Van elke voedingswaarde in NEVO is de bron bekend. In dit document staan de specificaties van de gebruikte hoofdbroncodes.
Verklaring van gebruikte broncodes in NEVO-online	Van elke voedingswaarde in NEVO is de bron bekend. In dit document staan de specificaties van de gebruikte broncodes.
Productgroepindeling NEVO-online	In dit document staat welke producten in welke productgroep vallen. Tevens geeft dit een overzicht van alle producten in NEVO-online.
Overzicht voedingsstoffen in NEVO-online	Dit document bevat een omschrijving van de voedingsstoffen in NEVO en de bijbehorende EuroFIR-codering.
Overzicht verwijderde NEVO-codes	Dit document bevat de voedingsmiddelen die sinds de vorige uitgave van NEVO-online zijn verwijderd.
Overzicht samenstelling vetzuurclusters in NEVO-online	Elk vetzuurcluster, bijvoorbeeld verzadigde en meervoudig onverzadigde vetzuren, is opgebouwd uit verschillende afzonderlijke vetzuren. In dit document is terug te vinden welke vetzuren er in ieder vetzuurcluster zitten.
Overzicht recepten in NEVO-online	Dit document bevat een overzicht van alle aanwezige recepten in het NEVO-databestand. Bij elk recept staan de ingrediënten en bijbehorende hoeveelheden vermeld.
Overzicht nieuwe NEVO-codes	Dit document bevat een overzicht van alle voedingsmiddelen die nieuw zijn sinds de vorige uitgave van NEVO-online
Nederlandse index en synoniemenlijst bij NEVO-online	Dit document geeft de Nederlandse index en de synoniemen van de voedingsmiddelen aanwezig in het NEVO-databestand.
Indeling margarine, halvarine ea vetten in NEVO-online	Veel van de in NEVO opgenomen margarines, halvarines, baken braadvetten en frituurvetten zijn samengesteld uit informatie van verschillende merken. Hier staat welke merken onder de betreffende NEVO-codes vallen.
Afkortingen	Afkortingen en gebruikte tekens in NEVO-online.

*Per uitgebrachte versie van NEVO-online verschilt de inhoud van de aanvullende tabellen.

EuroFIR-richtlijnen voor het beschrijven van voedingsmiddelen, voedingsstoffen en gehaltes (o.b.v. een uitgebreide thesaurus) en het uitwisselen van deze gegevens ontwikkeld. Ook voor het berekenen van recepten, met behulp van geharmoniseerde factoren voor opname of verlies van voedingsstoffen tijdens de bereiding, is een standaardmethode vastgesteld. Een kwaliteitsframewerk voor het beheren van voedingsstoffenbestanden is ontwikkeld met een aantal generieke 'standard operating procedures' en een peer review-onderzoek is uitgevoerd om het kwaliteitsniveau van Europese voedingsstoffenbestanden vast te stellen (Castanheira e.a. 2009; Westenbrink e.a., 2009; Roe e.a., 2013). Er zijn diverse applicaties ontwikkeld voor EuroFIR-leden, zoals een doorzoekbare database met de Europese voedingsmiddelentabellen die zijn gedocumenteerd conform de EuroFIR-richtlijnen. Een van de doelstellingen van EuroFIR was het beschikbaar maken van voedingsmiddelentabellen via internet. Het aantal online te raadplegen tabellen is van circa vijf in 2005 toegenomen tot 28 in 2015.

2.3.2 INFOODS

Wereldwijd zijn voedingsstoffenbestanden georganiseerd in het INFOODS International Network of Food Data Systems, dat in 1984 is opgericht op initiatief van de United Nations University. De belangrijkste doelstelling van INFOODS is het op elkaar afstemmen en coördineren van activiteiten van groepen die met het samenstellen van voedingsstoffendatabestanden te maken hebben. Hiertoe behoort het formuleren van kwaliteitscriteria, het ontwikkelen van een internationaal bruikbaar systeem van naamgeving en terminologie en het aangeven van mogelijkheden tot uitwisseling van gegevens uit databanken tussen gebruikers. Wereldwijd zijn lokale organisaties opgericht, zoals ASIAFOODS en LATINFOODS; EuroFIR is het Europese samenwerkingsverband binnen INFOODS (voorheen EUROFOODS) (EuroFIR; FAO/INFOODS; West, 1985).

Extra informatie

Wie meer wil lezen over het beheren van een voedingsstoffenbestand kan het beste starten met het lezen van *Food composition data, production, management and use* (Greenfield & Southgate, 2003). Ook EuroFIR en INFOODS hebben diverse publicaties met richtlijnen en procedures voor het samenstellen van voedingsmiddelentabellen uitgegeven (EuroFIR; FAO/INFOODS).

De afdeling Humane Voeding van Wageningen Universiteit en de Graduate School VLAG organiseren in samenwerking met INFOODS en EuroFIR regelmatig de *Postgraduate Course on the Production and Use of Food Composition Data in Nutrition* voor degenen die voedingsstoffenbestanden beheren, voedingsmiddelenanalyses verrichten of de geproduceerde gegevens gebruiken, bijvoorbeeld in voedselconsumptieonderzoek (VLAG).

2.4 Informatie in een voedingsmiddelentabel

Een voedingsmiddelentabel moet representatieve informatie bevatten van de meest gegeten voedingsmiddelen van het land waar de tabel wordt gebruikt. De waarden van voedingsstoffen berusten bij voorkeur op chemische analyses die goed en met geaccepteerde methoden zijn uitgevoerd (Greenfield & Southgate, 2003). Ook de bron van de gehaltes moet vermeld worden.

2.4.1 Keuze van voedingsmiddelen

In een voedingsmiddelentabel kunnen niet alle voedingsmiddelen worden opgenomen die op de markt beschikbaar zijn. Dat komt enerzijds doordat het aanbod bestaat uit tienduizenden producten en er vaak te weinig informatie over de voedingsstoffensamenstelling beschikbaar is, anderzijds doordat sommige voedingsmiddelen slechts een korte periode op de markt zijn. In NEVO worden voedingsmiddelen en gerechten opgenomen die door een groot gedeelte van de Nederlanders regelmatig worden gegeten en die een grote bijdrage leveren in de voorziening van energie en voedingsstoffen. Maar ook bepaalde voedingsmiddelen die minder vaak worden gegeten of die door specifieke groepen van de bevolking worden gebruikt komen in aanmerking voor opname in NEVO. Het gaat dan om voedingsmiddelen die van belang zijn in de praktijk van voedingsonderzoek, diëtetiek en voorlichting, zoals bepaalde regionale producten, dieetproducten of voedingsmiddelen die door etnische groepen worden gebruikt (Greenfield & Southgate, 2003).

Op basis van landelijke verbruiksgegevens en van informatie uit de Voedselconsumptiepeilingen kan voor Nederland een indruk worden verkregen over die voedingsmiddelen die wat betreft hoeveelheid en frequentie het meest worden gegeten (VCP). Vervolgens wordt nagegaan welke voedingsmiddelen een grote bijdrage leveren aan de inneming van energie en voedingsstoffen. Daarnaast is informatie nodig over welke voedingsmiddelen voor specifieke groepen belangrijke bronnen van voedingsstoffen zijn. Deze laatste informatie is vaak afkomstig van diëtisten die NEVO-online gebruiken.

Voedingsmiddelen zijn verkrijgbaar in uiteenlopende vormen, zoals rauw, toebereid of op een of andere wijze geconserveerd. Inzicht in hoe voedingsmiddelen worden geconsumeerd en wat de verschillen in voedingsstoffensamenstelling zijn van producten die op elkaar lijken, is nodig om goed af te wegen of en hoe een voedingsmiddel in een tabel wordt opgenomen. Dus naast informatie over de samenstelling van rauwe voedingsmiddelen moeten ook gegevens over bereide voedingsmiddelen worden opgenomen.

2.4.2   Beschrijving van voedingsmiddelen

Uit de naam en eventueel de verdere omschrijving moet duidelijk blijken welk voedingsmiddel het betreft. Behalve de gangbare naam kunnen wetenschappelijke benamingen worden vastgelegd, zoals de Latijnse naam of de taxonomische naam. Synoniemen en alternatieve benamingen en desgewenst een vertaling in een andere taal kunnen waardevolle aanvullingen zijn en de toegankelijkheid en gebruikswaarde van de voedingsmiddelentabel vergroten. Relevante specificaties, zoals vetgehalte (halfvolle; 48+), toevoegingen (met extra …) en bewerkingen (diepvries; gefrituurd in vloeibaar frituurvet), dienen te worden vermeld, zeker als dit effect heeft op de voedingswaarde.

De namen van voedingsmiddelen in NEVO zijn via een gestandaardiseerde procedure zo gekozen dat ze de belangrijkste kenmerken van het voedingsmiddel beschrijven. Merknamen zijn alleen vermeld als het voor de herkenbaarheid van een voedingsmiddel nodig is en als de informatie specifiek betrekking heeft op dat merk. Van elk voedingsmiddel is ook de Engelse naam vastgelegd.

Tabel 2.2 Enkele voorbeelden van LanguaL- en FoodEx2-coderingen

Voorbeeld LanguaL	
Tomaat rauw gem	A0705 A0825 B1276 C0140 E0150 F0003 G0003 H0003 J0001 K0003 M0001 N0001 P0024
Soep op groentebasis bereid blik/zak/pak	A0722 A0865 B1347 C0170 E0138 F0014 G0013 H0148 H0212 H0367 J0001 K0003 M0001 N0001 P0026 R0001 Z0112
Kaas Brie 60+	A0720 A0784 B1201 C0245 E0119 F0001 G0003 H0253 H0327 H0330 J0104 J0131 J0151 K0003 M0001 N0001 P0024 R0355 Z0196
Rijst zilvervlies, gekookt	A0696 A0814 B1322 C0133 E0150 F0014 G0015 H0138 J0001 K0003 M0001 N0001 P0024 P0078
Voorbeeld FoodEx2	
Rice, grain, brown	A001E
Rice grain, brown, cooked in water	A001E$F14.A07GG
Rice grain, brown, baked	A001E$F14.A07GX
Cheese, brie	A02RV
Cheese, brie, half fat	A02RV$F10.A007B
Milk chocolate	A034J
Milk chocolate, reduced sugar	A034J$F10.A077M

Internationale classificatiesystemen

Internationaal zijn er diverse systemen ontwikkeld voor het classificeren en beschrijven van voedingsmiddelen. Met het classificatiesysteem LanguaL worden de kenmerken van een voedingsmiddel gedetailleerd en op uniforme wijze vastgelegd (LanguaL). De LanguaL-codering bestaat uit veertien facetten, die elk met een andere letter beginnen. Sommige letters kunnen meerdere keren voorkomen, bijvoorbeeld A voor verschillende productgroepindelingen en H voor verschillende treatments (bijv. als meerdere vitamines worden toegevoegd, wordt dat met meerdere codes aangegeven).

Deze documentatie is belangrijk bij het identificeren van voedingsmiddelen en bovendien geschikt voor elektronische gegevensuitwisseling, bijvoorbeeld bij internationaal voedingsonderzoek. In Europa is door EuroFIR gekozen om de LanguaL-codering toe te passen in de Europese voedingsstoffenbestanden. EFSA (European Food Safety Association) vraagt gegevensbestanden te coderen met het door hen ontwikkelde classificatiesysteem FoodEx2, dat onder meer gericht is op het vastleggen van voedselveiligheidskenmerken (EFSA, 2011). Tabel 2.2 geeft een aantal voorbeelden van beide systemen.

Behalve naam en LanguaL- en/of FoodEx2-code krijgen de voedingsmiddelen een uniek codenummer; voor Nederland is dat de NEVO-code. Tabellen in andere landen hanteren elk een eigen coderingssysteem.

De samenstelling van de voedingsmiddelen wordt vrijwel altijd weergegeven per 100 gram eetbaar gedeelte. Een uitzondering vormen enkele (half)vloeibare producten, waarvan de samenstelling wordt weergegeven per 100 milliliter.

De voedingsmiddelen in NEVO zijn gerangschikt in productgroepen met gemeenschappelijke kenmerken, maar gebruikers kunnen ervoor kiezen een eigen productgroepindeling te maken.

2.4.3   Keuze van voedingsstoffen

De keuze van de voedingsstoffen in een voedingsstoffenbestand is meestal gebaseerd op kennis over de relatie tussen voeding, gezondheid en ziekte in een bepaald land. In de loop van de tijd kan de belangstelling voor voedingsstoffen verschuiven als gevolg van ontwikkelingen in voedingsonderzoek. Een voedingsmiddelentabel moet hierop kunnen inspelen. Om een voedingsstof aan een voedingsmiddelentabel te kunnen toevoegen is het uiteraard essentieel dat informatie over het gehalte van die voedingsstof in de belangrijkste voedingsmiddelen voorhanden is en dat de analysetechnieken daarvoor adequaat en algemeen geaccepteerd zijn (Greenfield & Southgate, 2003).

Sommige voedingsstoffen kunnen op verschillende manieren worden weergegeven. De gebruikers en de gebruiksdoelen van een tabel bepalen hoe gedetailleerd dit wordt gedaan. Voor onderzoekers kan bijvoorbeeld informatie over de individuele vetzuren noodzakelijk zijn, terwijl voor diëtisten die zich meer op voorlichting richten, een vetzuurcluster (bijvoorbeeld totaal verzadigde vetzuren en totaal onverzadigde vetzuren) voldoende kan zijn.

2.4.4   Beschrijving van de voedingsstoffen

In een voedingsstoffenbestand moeten de voedingsstoffen correct en eenduidig zijn gedefinieerd. Internationaal zijn hiervoor twee systemen ontwikkeld: EuroFIR component identifiers en INFOODS tagnames (Klensin e.a., 1989; Schlotke e.a., 2000; Møller e.a., 2008). Europese voedingsstoffenbestanden, waaronder NEVO-online, hanteren het EuroFIR-systeem. Buiten Europa wordt het INFOODS tagname-systeem meer gebruikt (tabel 2.3). De EuroFIR component identifier omschrijft de voedingsstof, terwijl aanvullende informatie over de analysemethode als aparte variabele wordt vastgelegd. INFOODS hanteert een codering waarin niet alleen de voedingsstof, maar ook de toegepaste analysemethode in één code is ingebouwd.

Tabel 2.3 Voorbeeld van enkele internationale codes voor voedingsstoffen.

naam	EuroFIR component identifier	INFOODS tagnames
voedingsvezel	– FIBT: total dietary fibre	– FIBTG: total dietary fibre, determined gravimetrically by the AOAC total dietary fibre method
energie	– ENERC: energy, total metabolisable	– ENERC: energy, total metabolizable; calculated from the energy-producing food components – ENER-: energy; method of determination unknown or variable
vitamin D totaal	– VITD: vitamin D	– VITD: vitamin D; calculated by summation of ergocalciferol and cholecalciferol – VITDA: vitamin D; determined by bioassay – VITD-: vitamin D; method of determination unknown or variable

Door deze gestandaardiseerde systemen te gebruiken is vergelijking en uitwisseling van voedingswaarden binnen en tussen landen beter mogelijk. Uitwisselen tussen bestanden waarin de voedingsstoffen zijn gedefinieerd met INFOODS- en EuroFIR-codes, levert voor een aantal voedingsstoffen nog wel problemen op door de verdergaande opsplitsing bij de INFOODS tagnames, waardoor hercodering vereist is. Voedingswaardegegevens die zijn gekoppeld aan de streepjescode op verpakkingen, worden gecodeerd met de INFOODS tagnames.

De eenheden waarin voedingsstoffen worden uitgedrukt, komen meestal overeen met de eenheden die worden gehanteerd voor de aanbevolen hoeveelheden van voedingsstoffen en zijn in de meeste situaties conform de internationale richtlijnen.

De hoeveelheid aan voedingsstoffen wordt weergegeven in een gewichtseenheid (g, mg, µg). Wanneer dit bij (half)vloeibare voedingsmiddelen per 100 milliliter wordt gedaan, zal de optelling van het gewicht aan macrovoedingsstoffen hoger of lager dan 100 g zijn. Dit komt doordat 100 ml van dat product geen 100 g weegt. Er moet dan rekening worden gehouden met een omrekeningsfactor op basis van het soortelijk gewicht. In die situaties is het zinvol ook het soortelijk gewicht van het voedingsmiddel in de database vast te leggen. Afwijkingen van een standaardvermelding dienen zeer duidelijk te zijn aangegeven (Greenfield & Southgate, 2003).

2.4.5   Afgeleide voedingsstoffen

Van een aantal voedingsstoffen wordt het gehalte niet als zodanig geanalyseerd, maar via berekeningen verkregen. Deze afgeleide voedingsstoffen zijn bijvoorbeeld koolhydraten, eiwit, vet en vetzuren, vitamines zoals vitamine A-activiteit, folaatequivalenten en energie. Wanneer verschillende omrekeningsfactoren worden gebruikt binnen of tussen voedingsmiddelentabellen, zijn de verkregen getallen niet werkelijk vergelijkbaar, omdat het in feite andere voedingsstoffen betreft. In de toelichting van voedingsmiddelentabellen moeten de gebruikte berekening en omrekenings- of conversiefactoren worden beschreven.

Koolhydraten

Als er geen gehaltes uit analyse beschikbaar zijn, wordt het koolhydraatgehalte berekend via de 'by difference'-methode. Hierbij worden de hoeveelheden eiwit, vet, water, alcohol, organische zuren, as en voedingsvezel per 100 gram product bij elkaar opgeteld en afgetrokken van 100; het resterende wordt als koolhydraten aangemerkt.

In de Engelse voedingsmiddelentabellen zijn de koolhydraatgehalten overwegend gebaseerd op chemische analyses; in veel andere buitenlandse tabellen en ook in NEVO-online worden naast analysecijfers ook nog 'by difference'-waarden vermeld. Inherent aan deze methode is dat als het vezelgehalte niet bekend is, dit als koolhydraten wordt gerekend. In die gevallen is het vermelde koolhydraatgehalte een overschatting van het daadwerkelijk aanwezige gehalte. In de NEVO-tabel is hiervoor zo veel als mogelijk gecorrigeerd door eerst het vezelgehalte te bepalen of in te schatten (ook par. 2.7.2).

In de Amerikaanse voedingsmiddelentabel wordt niet gecorrigeerd voor vezel, zodat koolhydraatgehaltes uit deze tabel niet direct kunnen worden gecombineerd met gegevens uit NEVO-online (USDA).

Eiwit

Om eiwitgehaltes te bepalen wordt het stikstofgehalte gemeten. Bij de omrekening van stikstof naar eiwit kunnen verschillende factoren gebruikt worden. Op grond van het gemiddelde stikstofgehalte van 16 procent in eiwitten is 6,25 de algemeen toegepaste omrekeningsfactor. Voor zuivelproducten wordt, onder andere in NE-VO-online, met de meer nauwkeurige factor 6,38 gerekend. In de tabellen van de Food and Agriculture Organization (FAO) hanteert men specifieke factoren voor verschillende groepen voedingsmiddelen. Om de gemiddelde dagelijkse consumptie van eiwit te kunnen berekenen wordt dit niet zinvol geacht (FAO/WHO/UNU, 1985).

Vet en vetzuren

Voor de berekening van vetzuurgehaltes in voedingsmiddelen gelden specifieke conversiefactoren, omdat het vet in voedingsmiddelen behalve vetzuren nog andere componenten bevat, zoals glycerol of fosfolipiden, waarvoor moet worden gecorrigeerd. De conversiefactor ligt tussen circa 0,70 voor granen en groenten en 0,96 voor plantaardige oliesoorten (Greenfield & Southgate, 2003). Door de toepassing van vetzuurconversiefactoren en doordat vaak een klein deel van de vetzuren niet geïdentificeerd kan worden, is de som van de vetzuurclusters lager dan het totale vetgehalte.

Vitamines

Voor enkele vitamines wordt via een omrekening van de verschillende vormen een totaalgehalte, uitgedrukt in equivalenten, weergegeven, zoals bij vitamine E (tocoferolequivalenten), vitamine A en carotenoïden (retinolactiviteitequivalenten) en folaat en foliumzuur (folaatequivalenten). Op deze manier wordt rekening gehouden met de biologische activiteit van de afzonderlijke stoffen. De toegepaste omrekeningsfactoren dienen voor de gebruikers duidelijk te zijn weergegeven.

Voor NEVO is op de NEVO-website meer informatie over de berekening van afgeleide voedingsstoffen te vinden in de achtergrondinformatie bij NEVO-online. Ook over de andere voedingsstoffen wordt hierin informatie gegeven. De gebruiker van NEVO-online wordt geadviseerd kennis te nemen van deze achtergrondinformatie.

Energie

Het gebruik van verschillende factoren voor de omrekening van energieleverende voedingsstoffen veroorzaakt verschillen in energiegehaltes tussen voedingsmiddelentabellen (FAO/WHO, 2003). Voor de toepassing in tabellen gaat men uit van de voor het lichaam beschikbare energie uit het voedsel. Hierbij zijn de verliezen van energie via feces en urine verdisconteerd. De energieberekening in NEVO-online voldoet aan de EU-richtlijn voedingswaarde-etikettering van levensmiddelen (Richtlijn 90/496/EEG; de aangepaste richtlijn (2008/100/EG)) (EU). Hiermee wordt een gestandaardiseerde energieberekening gehanteerd, waardoor op Europees niveau beter vergelijkbare gegevens worden verkregen. Het is niet uitgesloten dat sommige andere tabellen voedingsvezel of organische zuren en polyolen (nog) niet meerekenen. In NEVO-online worden deze bij sommige voedingsmiddelen ook buiten beschouwing gelaten, omdat er geen informatie over de gehaltes beschikbaar is.

2.5 Bronnen van informatie

In een goed gedocumenteerd voedingsstoffenbestand is van elk gehalte bekend waar het vandaan komt. Deze informatie is ook beschikbaar voor de gebruikers. In elke gepubliceerde NEVO-tabel en ook in NEVO-online zijn daarom behalve de gehaltes ook de bronnen van de afzonderlijke gehaltes weergegeven.

Behalve voedingsmiddelenanalyses die specifiek ten behoeve van het NEVO-bestand zijn uitgevoerd, worden ook analysecijfers gebruikt die voor andere doelen zijn bepaald. Deze informatie is meestal gepubliceerd in rapporten van onderzoeksinstituten. Voor Nederland zijn dit onder meer rapporten van TNO, van de afdeling Humane Voeding van Wageningen Universiteit, van het Rijkskwaliteitsinstituut voor Land- en Tuinbouwproducten (Rikilt) en van de Nederlandse Voedsel- en Waren Autoriteit (NVWA). Ook worden publicaties in (inter)nationale tijdschriften gebruikt. Hierbij gelden kwaliteitseisen ten aanzien van de beschikbaarheid van achtergrondgegevens (par. 2.6).

In de praktijk is het meestal niet mogelijk om alle voedingsmiddelen te analyseren. Daarom is het noodzakelijk ook gegevens uit andere bronnen te verzamelen. Buitenlandse voedingsmiddelentabellen zijn een bron van informatie, waarbij rekening moet worden gehouden met een aantal beperkingen (par. 2.7). Een andere bron van informatie is de voedingsmiddelenindustrie. Via deze weg wordt meestal dezelfde informatie verkregen als op de verpakking van het product is vermeld. Soms zijn meer gegevens over vitamines en mineralen beschikbaar. Idealiter zijn dit ook analysecijfers, waarvan veel achtergrondinformatie bekend is om de kwaliteit van de getallen goed te kunnen beoordelen, maar bij gegevens van fabrikanten is juist het ontbreken van gedetailleerde achtergrondinformatie vaak een probleem. In de praktijk blijkt dat fabrikanten soms samenstellingsgegevens uit de voedingsmiddelentabel overnemen en deze daarna weer aanleveren, zodat een cirkel ontstaat.

Bij het overnemen van waarden uit andere bronnen of tabellen moet er niet alleen op worden gelet of het voedingsmiddel voldoende overeenkomt, maar ook of het dezelfde voedingsstof betreft, of conversiefactoren zijn gebruikt en of de analysemethode vergelijkbaar is.

2.6   Kwaliteitseisen

De eerste eis aan voedingsmiddelentabellen is dat er kwalitatief goede getallen worden gepubliceerd. Om dit te bereiken worden kwaliteitseisen gesteld aan het beheren van een voedingsstoffenbestand. EuroFIR heeft een kwaliteitssysteem ontwikkeld dat bruikbaar is in verschillende landen. Aandachtspunten zijn onder meer selectie van voedingsmiddelen, voedingsstoffen en bronnen, het bemonsteren en analyseren van voedingsmiddelen, documentatie van de gegevens in het bestand, controleprocedures en de bouw en het onderhoud van het databasemanagementsysteem.

Om de kwaliteit van de gegevens in een voedingsstoffenbestand te garanderen wordt elk getal voordat het in het bestand wordt opgenomen, afzonderlijk beoordeeld. NEVO-medewerkers toetsen de getallen aan de hand van analyserapporten van fabrikanten of uit de literatuur op vergelijkbaarheid van het voedingsmiddel met bestaande NEVO-codes, of de voedingsstof in de publicatie hetzelfde is als in NEVO, of het bemonsteringsprotocol en de analysemethode aan de gestelde eisen voldoen en of het gehalte realistisch is, met andere woorden of het wel kan kloppen. Indien de gegevens voldoen aan de gestelde kwaliteitseisen worden ze in het NEVO-bestand opgenomen.

EuroFIR heeft een systeem ontwikkeld waarmee aan afzonderlijke analysecijfers een score voor de kwaliteit kan worden gegeven. Gescoord wordt op beschrijving van het voedingsmiddel, identificatie van de voedingsstof, bemonsteringsplan, aantal monsters, monsterbehandeling, analysemethode en kwaliteitsborging door het laboratorium. De totaaltellingen van de scores kunnen worden gebruikt om de overall kwaliteit van een database te bepalen (Oseredczuk e.a., 2009). Dit kwaliteitssysteem kan een hulpmiddel zijn om kwaliteitscriteria vast te stellen en daarmee vast te stellen of gegevens in het databestand kunnen worden opgenomen of worden gepubliceerd in de uiteindelijke tabel.

In de NEVO-database kunnen per voedingsmiddel van elke voedingsstof één of meer gehaltes zijn opgenomen. Wanneer verschillende kwalitatief goede en vergelijkbare getallen beschikbaar zijn, worden gemiddelden berekend volgens een geautomatiseerde procedure. De uiteindelijk te publiceren waarden voor voedingsstoffen worden via een standaardprocedure in het bestand vastgelegd en goedgekeurd. Alleen deze te publiceren waarden zijn beschikbaar voor de gebruikers van NEVO-online.

2.7 Aandachtspunten bij het werken met voedingsmiddelentabellen

Hoewel de gegevens in een voedingsmiddelentabel de werkelijkheid zo dicht mogelijk benaderen, kent het gebruik van deze tabellen ook zijn beperkingen. De gebruiker van de tabel moet weet hebben van de beperkingen van het 'gereedschap' waarmee wordt gewerkt. Hier wordt een aantal van die aspecten besproken (Greenfield & Southgate, 2003). Voor meer informatie over NEVO wordt verwezen naar de achtergrondinformatie bij NEVO-online (http://www.rivm.nl/nevo).

2.7.1 Variatie in voedingsmiddelen

Voor een nationale voedingsmiddelentabel is het belangrijk dat de voedingsmiddelen die worden opgenomen ook daadwerkelijk in dat land worden geconsumeerd. Voedingsmiddelen zijn biologische materialen waardoor veel natuurlijke variatie mogelijk is. Verschillen tussen landen in onder andere wetgeving (bijvoorbeeld het toevoegen van ijzer aan meel in Engeland), maar ook bodemgesteldheid, cultivatie, ras, variëteit, seizoen, transport, opslag en verdere bewerking, zoals wijze van uitsnijden van vlees en gebruikte receptuur, kunnen invloed hebben op het gehalte aan voedingsstoffen. Met deze verschillen moet zo veel mogelijk rekening worden gehouden bij het verzamelen van gegevens. Sommige gegevens kunnen daardoor niet in andere landen worden gebruikt. Bij het opstellen van een bemonsteringsplan voor analyses is belangrijk dat een representatief monster kan worden geanalyseerd of een representatief gemiddelde kan worden berekend uit de analysecijfers.

Omdat NEVO-online zo veel mogelijk een generieke tabel is, worden voedingsmiddelen die wat betreft type en samenstelling niet wezenlijk van elkaar verschillen, samengenomen onder één code, bijvoorbeeld verschillende merken beschuit of verschillende merken en smaken jam. De gemiddelde voedingswaarde wordt berekend op basis van de afzonderlijke gehaltes per merk of smaak. Bij verrijkte producten is dit vrijwel onmogelijk, omdat de voedingsstoffen die worden toegevoegd veelal per merk verschillend zijn, waardoor er wat betreft voedingswaarde sprake is van verschillende voedingsmiddelen.

Door de snelle veranderingen in de samenstelling van vooral verpakte voedingsmiddelen is het moeilijk in een voedingsmiddelentabel een actueel beeld van het assortiment en de samenstelling van deze voedingsmiddelen te geven.

2.7.2 Analysemethoden

Continue verbeteringen van analysemethoden hebben effect op de gemeten resultaten. Voor sommige voedingsstoffen is (nog) geen algemeen geaccepteerde analysemethode beschikbaar. Een voorbeeld hiervan is voedingsvezel, waarvoor nog steeds nieuwe en verbeterde analysemethoden worden ontwikkeld. Voedingsvezel kan met verschillende methoden worden bepaald, die elk iets anders meten, waardoor de resultaten niet vergelijkbaar zijn.

In oudere tabellen komt het nog voor dat niet voedingsvezel maar 'crude fibre', ruwe vezel is opgenomen, bestaande uit de componenten cellulose en lignine. De nieuwste methoden meten meer vezelfracties dan de methode die het meest gebruikt is voor voedingsmiddelentabellen (Westenbrink e.a., 2013). Dit veroorzaakt verschillen tussen tabellen voor zowel koolhydraten als voedingsvezel. De waarden in voedingsmiddelentabellen worden echter niet allemaal opnieuw met de nieuwere methoden bepaald, waardoor de gegevens zowel binnen als tussen tabellen minder goed vergelijkbaar kunnen worden. De gebruiker moet hierop bedacht zijn.

2.7.3   Ontbrekende waarden

Voor een adequaat gebruik van een voedingsmiddelentabel is het nodig onderscheid te maken tussen het ontbreken van informatie over een voedingsstof en de afwezigheid van die voedingsstof in het voedingsmiddel. In de eerste situatie is sprake van een ontbrekende waarde, terwijl in de tweede situatie de waarde absoluut gezien nul is. Als bijvoorbeeld bij het berekenen van een gemiddelde inneming voor ontbrekende waarden een nul wordt ingevuld, kan er een onderschatting ontstaan van de daadwerkelijke inneming. Om deze reden is het zinvol informatie te hebben over hoe volledig een voedingsmiddelentabel is ingevuld. Een zeer kleine hoeveelheid van een voedingsstof, beneden de grens van wat met een analytische methode kan worden aangetoond, moet eveneens op een herkenbare wijze worden aangeduid. In NEVO-online wordt dit gedaan met de term 'spoor'.

Sommige landen hebben een tabel waarin alleen analysecijfers zijn opgenomen. De ontbrekende gegevens worden dan door gebruikers van de tabel ingevuld. In Nederland wordt voor NEVO-online getracht zo veel mogelijk ontbrekende gegevens al in te vullen. Uitgangspunt is dat innameberekeningen op basis van ingeschatte getallen altijd beter zijn dan innameberekeningen op basis van gaten in de tabel, omdat dan het resultaat een onderschatting zal zijn.

Om gehaltes voor ontbrekende waarden te verkrijgen wordt in veel voedingsmiddelentabellen gebruikgemaakt van recepten. Dit kan worden toegepast als enkele voedingsstoffen ontbreken, maar ook als nog helemaal geen voedingswaarde van het voedingsmiddel bekend is. Voorwaarde is dat wel de volledige voedingswaarde van de ingrediënten bekend is. Voor bereide gerechten op basis van receptuur is in het NEVO-bestand zo veel mogelijk uitgegaan van standaardrecepten, zoals ze in het referentiekookboek *Het Nieuwe Kookboek* (Henderson, 2008) staan. Informatie over de recepten in NEVO (ingrediënten en hoeveelheden) is te vinden op de NEVO-website (tabel 2.1). Als bij één of meer ingrediënten het gehalte van een voedingsstof ontbreekt, moet rekening worden gehouden met een onderschatting van het gehalte in het berekende recept.

Een andere manier om ontbrekende waarden in te vullen is het overnemen van gehaltes van vergelijkbare producten, uit de eigen tabel of uit een andere tabel. Een overgenomen getal is veelal beter dan geen getal, maar beheerders van een voedingsstoffenbestand moeten zorgvuldig kiezen welke producten hiervoor in aanmerking komen. Een valkuil is het kiezen van voedingsmiddelen die in andere landen wel, maar in Nederland niet verrijkt zijn met voedingsstoffen. Zodra betere informatie beschikbaar is moeten dergelijke 'geleende' getallen worden vervangen.

2.7.4 *Verandering door de bereiding*

Idealiter vindt men in voedingsmiddelentabellen informatie over voedingsmiddelen zoals deze worden geconsumeerd. Dit betekent dat er niet alleen rauwe basisproducten, maar ook één en soms meerdere bereide varianten van een product moeten worden opgenomen. Van veel bereide producten zijn echter geen chemische analyses uitgevoerd, onder andere omdat het analyseren van een breed scala aan voedingsstoffen erg duur is. En wanneer de gebruikelijke bereidingswijze verandert, bijvoorbeeld bakken in vloeibare margarine in plaats van in harde margarine, moeten de analyses opnieuw worden uitgevoerd.

Een alternatieve benadering is de berekening van de voedingswaarde op basis van een recept. Naast volledige samenstellingsgegevens van de ingrediënten is informatie nodig over veranderingen ten gevolge van de bereiding (koken, bakken, grillen, enz.). Door EuroFIR is op basis van de beschikbare literatuur een overzicht gemaakt van bereidingsfactoren, dat nu als standaard in Europa wordt gehanteerd. Ook is een uniforme procedure om recepten inclusief bereidingsverliezen te berekenen vastgesteld (Vásquez-Caicedo e.a., 2008). Bij de beoordeling van de kwaliteit van voedingsstoffenwaarden uit berekeningen moet er vooralsnog rekening mee worden gehouden dat niet in elke voedingsmiddelentabel met deze gestandaardiseerde factoren is gewerkt. Ook in de NEVO-tabel is hier nog niet veel mee gewerkt. In NEVO zijn wel zo veel mogelijk de bereide producten (bijvoorbeeld gekookte groente, gebakken vlees) als ingrediënten in de recepten gebruikt.

2.7.5 *Buitenlandse voedingsmiddelentabellen*

De meeste landen hebben een nationale voedingsmiddelentabel, die in opdracht van de overheid wordt samengesteld. Tegenwoordig zijn veel van deze tabellen direct toegankelijk via internet (EuroFIR, FAO/INFOODS). In een enkel geval moet de gebruiker zich registreren en soms betalen om van de gegevens gebruik te mogen maken. Buitenlandse tabellen bevatten vaak gegevens over producten die niet in Nederland in de handel zijn of, als dat wel het geval is, kan de samenstelling verschillend zijn. Dat kan komen door andere rassen, klimatologische omstandigheden, andere bereidingswijzen/receptuur of toevoeging van (andere) voedingsstoffen. Zelfs merkartikelen die onder dezelfde naam in verschillende landen in de handel zijn, kunnen op basis van wettelijke voorschriften anders van samenstelling zijn. Een basisvoedingsmiddel als vlees is door de verschillende wijzen van uitsnijden in een ander land niet altijd goed herkenbaar voor de gebruiker van de tabel, waardoor ook de samenstelling niet altijd vergelijkbaar is met vlees in Nederland.

Resultaten die zijn berekend met behulp van buitenlandse tabellen, kunnen voor sommige voedingsstoffen tot misinterpretatie leiden. In sommige landen wordt meel bijvoorbeeld verrijkt met ijzer, maar in Nederland niet. Een ander voorbeeld is het verrijken van margarine met vitamine A en D, wat in Nederland wel en in het buitenland soms wel en soms niet gebeurt.

Ook moet rekening worden gehouden met verschillende definities en eventueel het omrekenen van eenheden van voedingsstoffen (par. 2.4.5). Voorbeelden zijn de Engelse voedingsmiddelentabel waarin het koolhydraatgehalte wordt uitgedrukt in monosacharidenequivalenten en niet in grammen totaal koolhydraten, en de Amerikaanse voedingsmiddelentabel waar het totaal koolhydraatgehalte inclusief voedingsvezel is, terwijl dit in veel andere tabellen, waaronder NEVO-online, niet het geval is.

Het is niet altijd mogelijk goed inzicht in de kwaliteit en de bruikbaarheid van buitenlandse tabellen te krijgen. Niet elke buitenlandse tabel vermeldt de bron van de voedingswaarden. Daarnaast kunnen taalproblemen een rol spelen, zowel bij het gebruik van de tabel als bij het lezen van toelichtingen.

Hoewel officiële buitenlandse tabellen zeer goed van kwaliteit kunnen zijn, moet het gebruik van deze tabellen daarom kritisch en deskundig gebeuren en met de nodige terughoudendheid.

2.7.6   Niet-officiële tabellen

Naast de officiële nationale voedingsmiddelentabellen zijn via trefwoorden, zoals calorieën, koolhydraten en voedingswaarde, diverse websites met voedingswaardegegevens te vinden. Opmerkelijk is dat in veel gevallen niet duidelijk is welke organisatie verantwoordelijk is en vrijwel nooit worden de herkomst en de datum van de getallen gegeven, noch of en hoe vaak de tabel wordt bijgewerkt. Bij nadere beschouwing kan blijken dat (een deel van) de gegevens is overgenomen uit een andere tabel, waarbij zich problemen met de interpretatie van voedingsmiddelen of voedingsstoffen kunnen voordoen. Op internet gepubliceerde gegevens wekken de indruk actueel te zijn, maar in deze overzichten staan ook vaak producten die alweer uit de handel zijn of waarvan de samenstelling inmiddels is gewijzigd. Ook inhoudelijke fouten komen regelmatig voor. Zonder goede aanduiding van de herkomst en de datum van de getallen, van de werkwijze bij het samenstellen van de tabel en de naam van de persoon of de organisatie die de tabel heeft samengesteld, kan de kwaliteit niet worden beoordeeld en wordt het gebruik van deze tabellen afgeraden.

2.8 Maten, gewichten en codenummers

Een database met informatie over maten en gewichten van voedingsmiddelen is belangrijk om gegevens uit voedselconsumptieonderzoek en van anamneses bij patiënten te kunnen omrekenen naar de inname van voedingsstoffen. Meestal wordt in huishoudelijke maten aangegeven wat iemand heeft gegeten of gedronken, bijvoorbeeld een glas melk, een appel, een groentelepel gekookte spinazie of een koekje. De onderzoeker of diëtist wil weten hoeveel gram de appel woog, hoeveel spinazie op een groentelepel past en wat het gewicht van een koekje van een bepaald merk is. Het is onmogelijk om dit steeds na te wegen, omdat de voedingsmiddelen tijdens het gesprek vaak al op of niet bij de hand zijn, maar ook omdat dit heel veel tijd kost en daardoor een dure methode is.

Vanuit het voedingsonderzoek in Nederland is al een aantal keren een tabel met maten, gewichten en codenummers samengesteld. De laatste versie *Maten, Gewichten en Codenummers 2003* (afgekort M&G 2003) was een samenwerking tussen TNO te Zeist en de afdeling Humane Voeding van de Wageningen Universiteit (Donders-Engelen e.a., 2003). In deze versie is informatie over de NEVO-codes tot en met NEVO-tabel 2001 verwerkt.

Informatie over gangbare (huishoudelijke) maten van voedingsmiddelen is een belangrijk hulpmiddel bij het omrekenen van gegevens op basis van huishoudelijke maten uit voedselconsumptieonderzoek naar gegeten gewichten van voedingsmiddelen; het vinden van alternatieven voor voedingsmiddelen die niet in de voedingsmiddelentabel staan, maar wel moeten worden meegerekend; het informeren van consumenten over portiegroottes in het kader van voedings- en dieetvoorlichting; het monitoren van portiegroottes van verpakte voedingsmiddelen en buitenshuis bereide gerechten. Hiervoor is informatie op merkniveau nodig.

2.8.1 Informatie in de Maten, Gewichten en Codenummers database

In de database is informatie vastgelegd over:

- De inhoud (in g of ml) van de meest voorkomende huishoudelijke maten, zoals de inhoud van kopjes, bekers, glazen, lepels, borden, bijvoorbeeld de inhoud van 1 limonadeglas à 150 g.
- Het gewicht (in g) van verschillende verschijningsvormen, afmetingen, verpakkingen van het voedingsmiddel, bijvoorbeeld 1 snee krentenbrood is 35 g en een blikje kikkererwten van 400 g bevat 265 g kikkererwten (zonder opgietvocht).
- De ingrediënten (in g of %) van producten of gerechten. Hiermee kunnen de ingrediënten van voedingsmiddelen worden gecodeerd, als het voedingsmiddel zelf niet in de voedingsmiddelentabel voorkomt; bijvoorbeeld 1 plak rozijnencake bestaat uit 90 procent cake en 10 procent gedroogde rozijnen.
- Het afvalpercentage, de vetopname en de gewichtsverandering bij bereiding (opname of verlies van vocht); bijvoorbeeld 1 struik andijvie middel weegt vuil 600

g. Afval 15 procent en slinkfactor bij bereiding 33 procent resulteert in 342 g bereid gewicht.
- De te hanteren code voor het voedingsmiddel. Deze code is de link naar de voedingsmiddelentabel voor het berekenen van de voedingsstoffenwaarden. Bijvoorbeeld krentenbrood is NEVO-code 233.

De voedingsmiddelen zijn gerangschikt in 23 voedingsmiddelengroepen, net zoals in NEVO.

Om gemakkelijk te kunnen zoeken zijn zowel gangbare benamingen van voedingsmiddelen als alternatieve namen, trefwoorden en synoniemen opgenomen in de alfabetische index.

Bij elk voedingsmiddel zijn zo veel mogelijk relevante verschijningsvormen (bijvoorbeeld beker, lepel, snee, bakje) met het bijbehorende gewicht aangegeven. Van veel in Nederland verkrijgbare (verpakte) voedingsmiddelen zijn de meest voorkomende eenheden (bijvoorbeeld stuk, aantal in verpakking, plakjes, enz.) vastgelegd met het bijbehorende gewicht.

Voedingsmiddelen kunnen gewichtsveranderingen ondergaan tijdens de bereiding. Daarom is ook informatie over afvalpercentages en slink- of opnamepercentages opgenomen en wordt waar mogelijk aangegeven welke bereidingsverliezen optreden.

In de database *Maten, gewichten en codenummers*, waarin alle informatie is vastgelegd, heeft elk voedingsmiddel een NEVO-code (codes 0001-1812, overeenkomend met de codes in de NEVO-tabel van 2001) of een itemcode (codes 6000-9000) voor voedingsmiddelen zonder NEVO-code. Bij voedingsmiddelen met een itemcode wordt altijd verwezen naar één of meer NEVO-codes. Hierbij wordt aangegeven in welke verhouding de ingrediënten in het voedingsmiddel voorkomen om zo de berekening van de voedingswaarde mogelijk te maken. Achtergrondinformatie over gewichtshoeveelheden van voedingsmiddelen is door middel van broncodes vastgelegd.

De huidige database (M&G 2003) bestaat uit:

- een Word-document met de inleiding op de informatie in de tabel;
- een PDF-bestand met informatie over maten, gewichten en codenummers;
- een Word-document met een register van de tabel.

Verdere ontwikkelingen

De database *Maten, Gewichten en Codenummers 2003* wordt niet meer uitgegeven, omdat deze verouderd is.

Organisaties die gebruikmaken van de bestaande database hebben afzonderlijk van elkaar eigen informatie toegevoegd. Het is belangrijk om weer één actuele gestandaardiseerde database te maken waarmee in Nederland op uniforme wijze kan worden gewerkt. In 2014 is overleg gestart om een nieuwe versie van de *Maten en Gewichten database* te realiseren. Op welke wijze deze versie vervolgens beschik-

Tabel 2.4 Websites betrokken organisaties.

Internet RIVM	http://www.rivm.nl/
NEVO	http://www.rivm.nl/nevo
NEVO-online	http://nevo-online.rivm.nl
Voedingscentrum	http://www.voedingscentrum.nl/
Webapplicatie Levensmiddelendatabank	http://www.voedingscentrum.nl/professionals/productaanbod-en-leda/levensmiddelendatabank.aspx
Wageningen Universiteit	http://www.wageningenur.nl/
Afdeling Humane Voeding	http://www.wageningenur.nl/humanevoeding

baar zal komen is nog niet bekend. Raadpleeg een van de organisaties in tabel 2.4 voor de actuele situatie.

2.9   Nederlands Supplementenbestand NES

NES is een merkspecifiek databestand met samenstellingsgegevens van voedings-supplementen. Op basis van merk- en productnaam van in Nederland verkrijgbare voedingssupplementen zijn daarin hoeveelheden vitamines en mineralen per ver-strekkingsvorm (bijvoorbeeld capsule, kauwtablet, druppel) opgenomen. Daarnaast wordt aanvullende informatie verzameld, zoals over andere stoffen (bijvoorbeeld vetzuren, kruiden), aanbevolen dagdosering, doelgroep, allergenen en ingrediën-tensamenstelling.

Een beperking voor het actueel houden van het supplementenbestand is de snel wisselende markt van deze producten. Aanvullingen en actualisatie van gegevens vindt plaats op basis van gebruiksgegevens in de voedselconsumptiepeilingen en informatie van fabrikanten. Vooral omdat actualiteit en volledigheid van het bestand niet kan worden gegarandeerd wordt NES vooralsnog alleen voor onderzoeksdoel-einden aan derden beschikbaar gesteld (http://www.rivm.nl/Onderwerpen/N/Neder-lands_Voedingsstoffenbestand/Organisatie/Supplementendatabank).

2.10   Tot besluit

Het belangrijkste doel waarvoor voedingsmiddelentabellen worden ontwikkeld, is het berekenen van de inneming van voedingsstoffen door (groepen uit) de bevol-king. Hiervoor zijn de tabellen goed bruikbaar, voor zover de gegeten voedings-middelen erin zijn opgenomen. Minimaal moeten gehaltes beschikbaar zijn voor relevante voedingsstoffen in de belangrijkste voedingsmiddelen.

Voor het berekenen van voedingsmiddelen die niet zijn opgenomen in de voe-dingsmiddelentabel en voor informatie over portiegroottes is een gestandaardiseer-de tabel met actuele maten en gewichten en codeerafspraken noodzakelijk. Resultaten van voedselconsumptieonderzoeken, ook van verschillende onderzoeksinstellingen, worden daardoor nauwkeuriger en beter vergelijkbaar.

Het is belangrijk dat de gebruiker van de voedingsmiddelentabel inzicht heeft in de kwaliteit van de gegevens in relatie tot waar de tabel voor wordt gebruikt. De gebruiker moet in elke tabel kunnen achterhalen waarop de gegevens zijn gebaseerd en welke uitgangspunten zijn gebruikt bij het samenstellen van de tabel. Aangeraden wordt altijd de inleiding op een tabel te lezen.

Internationaal wordt veel samengewerkt tussen organisaties die voedingsstoffenbestanden beheren. In Europa coördineert EuroFIR AISBL dit. Er is al veel bereikt om procedures en documentatie van gegevens te harmoniseren en standaardiseren. Dit leidt uiteindelijk tot beter vergelijkbare voedingsmiddelentabellen en daarmee tot internationaal beter vergelijkbare resultaten van voedingsonderzoek. Vrijwel alle Europese voedingsmiddelentabellen zijn, vaak gratis, via internet te raadplegen. Voor Nederland is dit de NEVO-online, waarvan om de twee jaar een herziene versie wordt uitgebracht. Het aantal gedrukte tabellen neemt steeds verder af.

Uitkomsten van berekeningen moeten beoordeeld worden tegen de achtergrond van de samenstelling en kwaliteit van de voedingsmiddelentabel. Bij de interpretatie spelen echter ook factoren mee die te maken hebben met de wijze waarop de gegevens over de voedselconsumptie zijn verzameld. Niet elke methode is geschikt voor de beantwoording van alle vragen; de wijze van schatten van de portiegroottes en het omzetten van de geconsumeerde voeding naar voedingsmiddelen in de tabel kan bovendien van invloed zijn op de resultaten (zie ook IVD Voedingsleer 28 *De voedingsanamnese* en Voedingsleer 29 *Het Nederlandse voedingspeilingsysteem*.

Gebruikers van voedingsmiddelentabellen moeten kritisch zijn bij het gebruik en de beoordeling van de kwaliteit van de tabellen. Hoewel de getallen in een tabel met de grootste zorgvuldigheid en precisie worden verzameld en geactualiseerd, moet de gebruiker zich realiseren dat er veel variatie mogelijk is en dat de gegevens een weerspiegeling zijn van de gemiddelde samenstelling en dat die vrijwel nooit identiek is aan het product dat de consument koopt en eet. En hoewel geen enkel voedingsstoffenbestand de mogelijkheid heeft alle voedingsmiddelen voor elke nieuwe uitgave voor alle voedingsstoffen opnieuw te analyseren, zouden gebruikers meer eisen kunnen stellen aan de actualiteit van gegevens van basisvoedingsmiddelen, zoals brood, vlees, groente en fruit en graanproducten. Ook mogelijke veranderingen in de samenstelling daarvan moeten worden gemonitord.

Tot slot een citaat van Widdowson en McCance, grondleggers van de Engelse voedingsmiddelentabellen, dat weergeeft op welke wijze men kan oordelen over de inhoud van tabellen (Widdowson & Woods, 1940):

'There are two schools of thought about food tables. One tends to regard the figures in them as having the accuracy of atomic weight determinations, the other dismisses them as valueless on the grounds that a food may be so modified by the soil, the season or its rate of growth that no figure can be a reliable guide to its composition. The truth, of course, lies somewhere between these points of view.'

Referenties

Atwater WO, Woods CD. *The chemical composition of American food materials*. Washington, DC: Government Printing Office, NAL Call Number 1 Ex6B no. 28, 1896.

Castanheira I, Roe M, Westenbrink S, Ireland J, Møller A, Salvini S, Beernaert H, Oseredczuk M, Calhau MA. Establishing quality management systems for European food composition databases. *Food Chemistry* 2009; 113(3): 776–780.

Donders-Engelen M, Hulshof KFAM, Heijden L van der. *Maten, Gewichten en Codenummers 2003*. Wageningen Universiteit en TNO Voeding, 2003.

Eekelen M van, Janssen BCP, Straub J. Ontwerp van een Nederlandsche Voedingsmiddelentabel. *Voeding 1941*; 3: 156–163.

EFSA. Evaluation of the FoodEx, the food classification system applied to the development of the Comprehensive European Food Consumption Database. *EFSA Journal 2011*; 9(3): 1970.

EU Richtlijn 90/496/EEG; plus aangepaste richtlijn (2008/100/EG) dd 28 oktober 2008.

EuroFIR www.eurofir.org, geraadpleegd janauri 2015.

FAO/INFOODS http://www.fao.org/infoods/en/, geraadpleegd januari 2015.

FAO/WHO. *Food energy – methods of analysis and conversion factors*. Report of a technical workshop. Rome: FAO Food and Nutrition Paper 77, 2003.

FAO/WHO/UNU. *Energy and protein requirements. Report for a joint FAO/WHO/UNU Expert consultation*. Geneva, 1985.

Greenfield H, Southgate DAT. *Food composition data; Production, management and use*. Rome: FAO, 2003.

Henderson HHF. *Het Nieuwe Kookboek*. 38e druk. Utrecht/Antwerpen: Kosmos-Z&K, 2008.

Hulshof KFAM, Beemster C, Westenbrink S. Nieuwe NEVO-tabel: Vijfenvijftig jaar een voedingsmiddelentabel in Nederland. *Voeding 1996*; 57: 38.

Klensin JC, Feskanich D, Lin V, Truswell AS, Southgate DAT. *Identification of Food Components for INFOODS Data interchange*. Tokyo: UNU Press, 1989.

LanguaL. The International Framework for Food Description. http://www.langual.org/, geraadpleegd januari 2015.

Møller A, Unwin ID, Ireland J, Roe MA, Becker W, Colombani P. *The EuroFIR Thesauri*. Technical report D1.8.22. Roskilde: Danish Food Information, 2008. Beschikbaar via http://www.eurofir.org/?page_id=12.

Oseredczuk M, Salvini S, Roe M, Møller A. *Guidelines for quality index attribution to original data from scientific literature or reports for EuroFIR data interchange (revised edition)*. Technical Report D1.3.21. Brussels: EuroFIR AISBL, 2009. Beschikbaar via http://www.eurofir.org/?page_id=12.

Roe M, Finglas PM, Lindroos AK, Castanheira I, Giertlová A, Westenbrink S, Beernaert H. Final list of certified FCDB compiler organizations and future plans for continuation of the certification scheme. Technical Report 1.7. Brussels: EuroFIR AISBL, 2013. Beschikbaar via http://www.eurofir.org/?page_id=12.

Schlotke F, Becker W, Ireland J, Møller A, Ovaskainen ML, Monspart J, Unwin I. EUROFOODS recommendations for food composition database management and data interchange. *Journal of Food Composition and Analysis 2000*; 13(4): 709–744.

USDA. *Agricultural Research Service. USDA National Nutrient Database for Standard Reference, Release 27*. Nutrient Data Laboratory Home Page, http://www.ars.usda.gov/nutrientdata, geraadpleegd januari 2015.

Vásquez-Caicedo AL, Bell S, Hartmann BM. *Report on collection of rules on use of recipe calculation procedures including the use of yield and retention factors for imputing nutrient values for composite foods*. Technical Report D2.2.9. Brussels: EuroFIR AISBL, 2008. Beschikbaar via http://www.eurofir.org/?page_id=12.

VCP Voedselconsumptiepeiling. RIVM, http://www.voedselconsumptiepeiling.nl, geraadpleegd januari 2015.

VLAG. *Postgraduate Course on the Production and Use of Food Composition Data in Nutrition.* http://www.vlaggraduateschool.nl/courses/food-comp-2015.pdf, geraadpleegd januari 2015.

West CE. Eurofoods: towards compatibility of nutrient databanks in Europe. *Annals of Nutrition & Metabolism 1985*; 29(Suppl. 1): 1–72.

Westenbrink S, Brunt K, Kamp JW van der Kamp. Dietary fibre: Challenges in production and use of food composition data. *Food Chemistry 2013*; 140(3): 562–567.

Westenbrink S, Oseredczuk M, Castanheira I, Roe M. Food composition databases: The EuroFIR approach to develop tools to assure the quality of the data compilation process. *Food Chemistry 2009*; 113(3): 759–767.

Widdowson EM, Woods CD. (1940). Food tables: their scope and limitations. *Lancet 1940*; 1: 230–232.

Hoofdstuk 3
Voeding en slokdarmaandoeningen

Augustus 2015

P.S.N. van Rossum, J.P. Ruurda en P.D. Siersema

3.1 Inleiding

De slokdarm, ogenschijnlijk slechts een orgaan dat functioneert als overbrugging tussen farynx en maag, kan de basis vormen voor tal van aandoeningen. Dit hoofdstuk gaat in op de fysiologie van de oesofagus (slokdarm) en bespreekt aandoeningen die het meest in Nederland voorkomen of waarbij de passage voor voedsel in het gedrang komt. De diëtist speelt een belangrijke rol bij de behandeling van deze aandoeningen; enerzijds om de voedingstoestand te handhaven dan wel te verbeteren wanneer er sprake is van een belemmerde passage, en anderzijds om kritisch na te gaan welke adviezen daadwerkelijk gestoeld zijn op wetenschappelijk bewijs.

3.2 Fysiologie van de slokdarm

De slokdarm is een gespierd, membraneus segment tussen de farynx en de maag in het bovenste deel van het maag-darmkanaal. De totale lengte van de slokdarm is gemiddeld 28 cm bij mannen en 23 cm bij vrouwen. De slokdarm bevindt zich

P.S.N. van Rossum (✉)
arts-onderzoeker Universitair Medisch Centrum, Utrecht, The Netherlands

J.P. Ruurda
gastro-intestinaal en oncologisch chirurg Universitair Medisch Centrum, Utrecht, The Netherlands

P.D. Siersema
maag-darm-leverarts Universitair Medisch Centrum, Utrecht, The Netherlands

© 2015 Bohn Stafleu van Loghum, onderdeel van Springer Media BV   41
M. Former et al. (Red.), *Informatorium voor Voeding en Diëtetiek*,
DOI 10.1007/978-90-368-0900-9_3

achter de luchtpijp en voor de wervelkolom en verloopt van de verbinding met de
farynx in de nek tot waar deze het middenrif penetreert om te eindigen in de bovenbuik, waar de slokdarm-maagovergang zich bevindt. De slokdarm bestaat, van
buiten naar binnen, uit spieren, een laag bindweefsel en slijmvlies (mucosa). In het
bindweefsel bevinden zich klieren die slijm produceren. Dit dient als glijmiddel om
de voedselpassage te bevorderen.

De functie van de slokdarm is het vervoer van voedsel van de keelholte naar de
maag. Dit gebeurt met peristaltische bewegingen. Als zich voedsel in de slokdarm
bevindt, spannen de spieren vlak boven de voedselbrij zich, waardoor op die plaats
de slokdarm wordt vernauwd. Tegelijkertijd trekken andere spieren zich samen,
waardoor de slokdarm vlak vóór het voedsel iets wijder wordt. Door deze samen-
trekkingen ontstaat een golvende beweging en wordt het voedsel voortgeschoven in
de richting van de maag. De passage van voedsel naar de maag is een actief proces
en wordt slechts in enige mate beïnvloed door de zwaartekracht (Kight, 2008).

3.3 Slokdarmaandoeningen

Zowel op jonge als op oudere leeftijd kunnen er verschillende benigne en maligne
aandoeningen van de slokdarm ontstaan. Iedere aandoening heeft specifieke oorzaken of risicofactoren, gaat gepaard met bepaalde symptomen en kent een eigen
specifieke behandeling. In deze paragraaf worden de belangrijkste en meest voorkomende slokdarmaandoeningen besproken:

– gastro-oesofageale refluxziekte;
– slokdarmcarcinoom.

Vervolgens wordt nader ingegaan op diverse zeldzamere slokdarmaandoeningen.

3.3.1 Gastro-oesofageale refluxziekte

Gastro-oesofageale refluxziekte wordt gedefinieerd als het (ten minste 1-2 keer per
week) optreden van een abnormale terugstroming van maaginhoud in de slokdarm die
leidt tot klachten, zoals zuurbranden of oprispingen en/of schade aan de mucosa van
de slokdarm. Het is met name in de westerse wereld een veelvoorkomende aandoening die naar schatting bij 10-20 procent van de mensen voorkomt. Het aantal nieuwe
gevallen is ongeveer 5 per 1000 mensen per jaar (Kahrilas, 2008; Festi e.a., 2009).

Volwassenen

Pathofysiologie

De pathofysiologie van gastro-oesofageale reflux is multifactorieel en de onderste
slokdarmsfincter (LES = 'lower esophageal sphincter') speelt hierbij een belang-

rijke rol. De LES is een circulaire spier onderin de slokdarm die samengeknepen blijft in rust als er geen voedsel passeert om zo reflux van zure maaginhoud richting de slokdarm te voorkomen. Slikken zorgt ervoor dat de LES zich opent.Onder normale omstandigheden opent de LES zich ook af en toe, zelfs als er niet wordt geslikt. Deze episodes waarin de LES zich spontaan ontspant, worden transiënte LES-relaxaties (TLESR's) genoemd. TLESR's treden meestal op na een maaltijd als de maag gevuld en uitgezet is door voedsel en ingeslikte lucht. Op deze manier kan lucht uit de maag ontsnappen, wat leidt tot oprispingen of opboeren, maar ook terugstroming van voedsel en maagzuur in de slokdarm kan hierbij optreden.

Zuurbranden komt bij veel mensen incidenteel voor ten gevolge van TLESR's, maar bij patiënten met gastro-oesofageale refluxziekte zijn de relaxaties van de LES frequenter en daarnaast hebben sommige patiënten een LES met een erg lage rustdruk. Veel patiënten met gastro-oesofageale refluxziekte hebben tevens een middenrifbreuk (hiatus hernia), zodat ook het afsluitingsmechanisme van het middenrif ter hoogte van de slokdarm-maagovergang onvoldoende werkt (Kahrilas, 2008).

Symptomen

De klachten die optreden bij gastro-oesofageale refluxziekte kunnen worden onderverdeeld in klassieke en atypische symptomen. De klassieke, typische symptomen zijn zuurbranden en regurgitatie (terugstromen van voedsel in de keelholte). Onder de atypische symptomen worden dysfagie, odynofagie (pijn bij het slikken), pijn retrosternaal (achter het borstbeen), een opgeblazen gevoel, ructus (boeren), heesheid, laryngitis, chronische hoest, astma, hypersecretie van speeksel, een globusgevoel (brok in de keel) en benigne structuurvorming (goedaardige bindweefselvorming) verstaan. Gastro-oesofageale reflux veroorzaakt niet alleen directe klachten, maar kan door prikkeling en schade van het slokdarmslijmvlies ook gevolgen hebben op lange termijn. Hierbij valt te denken aan reflux-oesofagitis, structuurvorming (= bindweefselvernauwing), de ontwikkeling van een Barrett-oesofagus (zie ook par. 3.3.2) of een slokdarmadenocarcinoom (Kahrilas, 2008).

Oorzaken en risicofactoren

De onderliggende oorzaken van gastro-oesofageale refluxziekte en van het disfunctioneren van de LES is niet geheel bekend, maar uit tweelingstudies heeft men geleerd dat ongeveer 31-43 procent toe te schrijven is aan genetische factoren, en dat daarnaast omgevingsfactoren dus een belangrijke rol spelen. Hieronder vallen leefstijlfactoren, met name overgewicht/obesitas, verkeerde voedingsgewoonten (waaronder grote hoeveelheden tegelijk eten, pittig en vet eten), roken en een gebrek aan beweging (Festi e.a., 2009).

Bij ouderen komt gastro-oesofageale reflux vaker voor: refluxgerelateerde complicaties, zoals oesofagitis, peptische stricturen en Barrett-oesofagus, worden meer gezien op hogere leeftijd. Patiënten met een abnormale peristaltiek van de slokdarm hebben meer kans op refluxklachten en mucosa-afwijkingen, omdat het bij deze patiënten langer duurt om terugstromend zuur weer richting de maag te klaren. Verder hebben mensen met obesitas ook een duidelijk verhoogd risico op gastro-oesofageale refluxziekte. De frequentie van de voorbijgaande LES-relaxaties is hoger bij mensen met overgewicht. Ook komen er bij hen meer motiliteitsstoornissen van de slokdarm voor en hebben obese mensen vaker een hogere druk in de buikholte en/of een hiatus hernia (middenrifbreuk). Al deze factoren stimuleren reflux van maagsappen de slokdarm in (Corley & Kubo, 2006; De Groot e.a., 2009)

Andere risicofactoren voor gastro-oesofageale reflux zijn onder andere het mannelijk geslacht, het gebruik van bepaalde medicijnen (waaronder anti-epileptica, xanthinederivaten, parasympathicolytica, calciumantagonisten, anticholinergica, bepaalde psychotherapeutica en metoclopramide), hyperglykemieën (bij patiënten met diabetes mellitus), vergroeiingen van het skelet, het dragen van knellende/ strakke kleding, zwangerschap, de aanwezigheid van een maagsonde of gastrostomie, specifieke ziektebeelden als spasticiteit, epilepsie en chronisch obstructief longlijden, mechanische beademing, alcoholabusus, het syndroom van Down en een verstandelijke handicap (Kight, 2008).

Niet-chirurgische behandeling

Bij volwassenen wordt met het gebruik van medicatie, het normaliseren van het lichaamsgewicht, het normaliseren van de bloedglucosewaarden, leefstijladviezen en specifieke voedingsadviezen getracht de refluxklachten te reduceren.

Medicatie
Het gebruik van een protonpompremmer (geneesmiddel dat de zuursecretie van de maag reduceert) draagt bij aan een afname van de symptomen, waarbij klachten van zuurbranden bij 40 procent van de patiënten compleet verdwijnen en genezing van oesofagitis optreedt in 80-90 procent van de gevallen. Ook de zogeheten H2-receptorantagonisten kunnen refluxklachten reduceren door een afname van de zuursecretie, maar deze middelen zijn minder effectief dan protonpompremmers en worden derhalve veelal gebruikt als 'escape'-medicatie indien symptomen doorbreken onder protonpompremmers. Omdat de medicamenteuze behandeling niet de oorzaak wegneemt en de refluxsymptomen chronisch zijn (onafhankelijk van de aanwezigheid van oesofagitis), is de behandeling in principe levenslang (Kahrilas, 2008).

Lichaamsgewicht
Bij patiënten met obesitas kan de ernst van de reflux in verband worden gebracht met een toenemend lichaamsgewicht en BMI. Het normaliseren van de BMI lijkt een bijdrage te leveren aan het verminderen van de klachten. In een overzichtsartikel werd in 4 van 7 beschikbare onderzoeken een positief effect gevonden van voeding- en leefstijladviezen op de ernst van de refluxziekte. Een meer ingrijpende interventie om morbide obesitas te behandelen is een maagoperatie (zoals een Roux- 'en-Y'-maagbypass of het plaatsen van een maagbandje), waarvan – met name van de bypass – is aangetoond dat het een gunstig effect heeft op gastro-oesofageale refluxziekte (De Groot e.a., 2009).

Het defecatiepatroon en voedingsvezels

Een hoge voedingsvezelconsumptie reduceert mogelijk het risico op refluxklachten. Het optimaliseren van het defecatiepatroon door middel van voedingsvezelverrijkte voeding waarbij alle vezelbronnen aan bod komen (lignine, cellulose, hemicellulose, pectine, gommen, slijmstoffen en alkylpolysacchariden), is aan te bevelen. Ook voldoende inname van drinkvocht en lichaamsbeweging dienen hierbij in acht te worden genomen.

Maaltijdvolume en eettempo

Het is aan te bevelen de portiegrootte te reduceren en frequent over de dag kleine maaltijden te consumeren. Ook een snelle voedselconsumptie resulteert in meer refluxepisodes. Het is daarom aan te bevelen in een rustig tempo te eten.

Lichaamshouding

Uit onderzoek blijkt dat de refluxklachten worden beïnvloed door het slapen/liggen op de linker- dan wel rechterzijde. Het liggen op de rechterzijde resulteert in een langere zuurblootstelling van de slokdarm, meer voorbijgaande LES-relaxaties en een hoger percentage LES-relaxatie-gerelateerde refluxepisodes dan het liggen op de linkerzijde. Ook het slapen met het hoofdeinde van het bed omhoog en het niet direct gaan liggen na een maaltijd kunnen de klachten reduceren.

Chirurgische behandeling

Chirurgisch ingrijpen is een alternatieve behandeling voor chronische gastro-oesofageale refluxziekte. Meestal wordt een fundoplicatie uitgevoerd, waarbij het bovenste deel van de maag om het onderste deel van de slokdarm wordt gewikkeld om een antirefluxbarrière te creëren. Operatief ingrijpen wordt overwogen bij persisterende klachten ondanks het gebruik van medicatie, bij medicamenteuze overgevoeligheid, bij jonge mensen die niet levenslang medicamenteus willen worden behandeld en bij recidiverende benigne strictuurvorming van de slokdarm op basis van gastro-oesofageale reflux ondanks medicamenteuze behandeling.

Voedingsinterventie en leefstijladviezen

Er zijn meerdere belangrijke voeding- en leefstijladviezen te geven bij gastro-oesofageale refluxziekte (kader 1). Hieronder valt het vermijden van voedingsmiddelen die zuur zijn of anderszins irritatie geven, voedingsmiddelen die de LES-druk verlagen en het veranderen van bepaald gedrag om reflux te minimaliseren. Hoewel klinische trials naar het effect van voeding- en leefstijladviezen schaars zijn, suggereert klinische ervaring dat patiënten in meerdere of mindere mate baat kunnen hebben van specifieke adviezen (Kahrilas, 2008; Vemulapalli, 2008).

Kader 1. Voeding- en leefstijladviezen voor de behandeling van gastro-oesofageale refluxziekte

Te vermijden voeding

- Zure of anderszins irritatieve voedingsmiddelen:

  - citrusvruchten;
  - tomaten;
  - uien;
  - koolzuurhoudende dranken;
  - gekruide / pittige voeding;

- Voedingsmiddelen die reflux kunnen veroorzaken (door verlaging van de LES-druk):

  - alcohol;
  - vetrijke of gefrituurde voeding;
  - koffie, thee en cafeïnehoudende dranken;
  - chocola;
  - munt.

Leefstijladviezen

- stoppen met roken;
- vermindering van alcoholconsumptie;
- gewichtsreductie bij patiënten met overgewicht (BMI 25,0-29,9 kg/m^2) of obesitas (BMI $\geq$ 30,0 kg/m^2) of bij patiënten bij wie de symptomen gelijktijdig met gewichtstoename optraden (BMI 18,5-24,9 kg/m^2);
- voldoende lichaamsbeweging (ten minste 30 minuten per dag);
- indien nachtelijke klachten:

  - niet eten binnen drie uur voor het slapengaan;
  - elevatie van het hoofd van het bed;

- indien postprandiale klachten:

  - kleinere en frequentere maaltijden;
  - niet te snel eten;
  - niet platliggen na maaltijden;

- indien abdominale obesitas:

  - vermijd knellende/strakke kleding.

Kinderen

Pathofysiologie

Belangrijk bij volwassenen, maar zeker ook bij kinderen, is om onderscheid te maken tussen regurgitatie, reflux en refluxziekte.

In de eerste drie maanden geeft 40-50 procent van de zuigelingen ten minste eenmaal per dag wat voeding terug; dit is een vorm van regurgitatie. Het verdwijnt bij meer dan 90 procent van de zuigelingen spontaan na 12-14 maanden. Deze vorm van regurgitatie behoeft geen behandeling en wordt beschouwd als een variatie op de normale fysiologie.

Gastro-oesofageale reflux is de terugvloed van maaginhoud in de slokdarm en kan met of zonder regurgitatie of spugen optreden. Gastro-oesofageale refluxziekte treedt op als deze reflux van maaginhoud leidt tot hinderlijke klachten en/of complicaties.

Symptomen

Klachten en complicaties die bij kinderen kunnen optreden ten gevolge van gastro-oesofageale refluxziekte, zijn overmatig huilen, prikkelbaarheid, voedselweigering en groeivertraging. Verder zijn een zure geur uit de mond, het opgeven van bloedsliertjes, zuurbranden en/of pijn op de borst tekenen van refluxziekte.

Oorzaken en risicofactoren

Bij kinderen worden drie typen reflux onderscheiden:

1. Ongecompliceerde reflux die voornamelijk na de maaltijd optreedt en spontaan verdwijnt.
2. Primaire refluxziekte zonder duidelijk aanwijsbare oorzaak, wat kan leiden tot voedingsdeficiënties, oesofagitis, benigne (goedaardige) strictuurvorming van de oesofagus, laryngitis, longaandoeningen en apneu.
3. Secundaire refluxziekte, die wordt veroorzaakt door tal van ziektebeelden, voedingsallergie of medicijngebruik en vooral gekenmerkt wordt door recidiverend braken.

Daarnaast hebben kinderen met het syndroom van Down, obesitas of taaislijmziekte een verhoogde kans op refluxziekte.

Behandeling

De eerste stap in de behandeling van refluxziekte bij kinderen jonger dan 18 maanden is het indikken van de voeding met bijvoorbeeld johannesbroodpitmeel om regurgitatie en spugen te verminderen. Daarnaast wordt rugligging geadviseerd voor kinderen jonger dan 18 maanden en linkerzijligging met eventueel het hoofdeinde van het bed omhoog bij kinderen ouder dan 18 maanden. Alleen als kinderen niet goed groeien, en daarbij ontroostbaar huilen en/of spugen en niet voldoende reageren op verdikte voeding, wordt medicamenteuze behandeling geadviseerd door middel van protonpompremmers of H2-receptorantagonisten (Evidence Based RichtlijnOntwikkeling, 2012).

3.3.2 Slokdarmcarcinoom

Slokdarmkanker is de achtste meest voorkomende kankersoort wereldwijd en de zesde meest voorkomende kankergerelateerde doodsoorzaak. Ongeveer 450.000 mensen in de wereld hebben slokdarmkanker en de incidentie groeit gestaag. In Nederland is de incidentie van slokdarmkanker in de afgelopen vijftien jaar bijna verdubbeld (met 1.360 nieuwe gevallen in 1990 tot 2.570 in 2013).

Pathofysiologie

Het slokdarmcarcinoom kan worden onderverdeeld in het adenocarcinoom en het plaveiselcelcarcinoom. Het adenocarcinoom ontstaat uit het cilinderepitheel van de slokdarm en komt met name voor in het onderste derde deel van de slokdarm of de slokdarm-maagovergang. Het plaveiselcelcarcinoom ontwikkelt zich vanuit het plaveiselepitheel van de slokdarmmucosa en komt vooral voor in het bovenste en middelste deel van de oesofagus.

De beschreven incidentiestijging is voornamelijk toe te schrijven aan het adenocarcinoom, terwijl de incidentie van het plaveiselcelcarcinoom relatief constant is gebleven; een fenomeen dat ook in andere westerse landen wordt waargenomen. De gemiddelde vijfjaarsoverleving na diagnose is slechts 15-25 procent. Patiënten met een relatief vroeg stadium van slokdarmcarcinoom zonder doorgroei of uitzaaiingen naar andere organen hebben, mede dankzij recente verbeteringen in diagnostiek en behandeling, de beste kansen met een gemiddelde vijfjaarsoverleving tot 47 procent (Omloo e.a., 2007; Van Hagen e.a., 2012; Pennathur e.a., 2013; Nederlandse Kankerregistratie, 2015).

Het adenocarcinoom

Het slokdarmadenocarcinoom ontstaat veelal vanuit een Barrett-oesofagus, een verworven aandoening die veroorzaakt wordt door gastro-oesofageale refluxziekte. Bij ongeveer 13 procent van de mensen met gastro-oesofageale refluxziekte wordt bij een endoscopie (kijkonderzoek van de slokdarm en maag) een Barrett-oesofagus gezien. In een Barrett-oesofagus is een deel van het normale plaveiselcelepitheel via een proces van metaplasie veranderd in cilinderepitheel, dat na verloop van tijd bij een aantal patiënten kan leiden tot een kwaadaardige ontaarding, te weten adenocarcinoom. Een patiënt met een Barrett-oesofagus heeft per jaar naar schatting 0,3-0,5 procent kans op het ontwikkelen van een slokdarmcarcinoom; dit risico is meer dan 30 keer zo hoog als bij mensen zonder Barrett-oesofagus. Hoewel Barrett-oesofagus dus een duidelijke risicofactor is voor het ontstaan van het slokdarmadenocarcinoom, zal de overgrote meerderheid van de patiënten nooit kanker ontwikkelen en uiteindelijk overlijden aan iets anders dan kanker (Maley & Rustgi, 2006).

Invloed van slokdarmkanker op voedingsstatus

Slokdarmkanker leidt tot veranderingen in de samenstelling en het metabolisme van het lichaam. Dit komt niet alleen door het kankerproces, maar ook door de mechanische obstructie van de slokdarm die de voedingspassage bemoeilijkt. Anorexie komt bij sommige patiënten voor en draagt dan verder bij aan ondervoeding. De gemiddelde patiënt met slokdarmkanker heeft een verlaagd totaal lichaamsvetgehalte en een verlaagd totaal lichaamseiwitgehalte. Ook is het plasma-albuminegehalte lager dan normaal en het energieverbruik in rust verhoogd. De vetvrije massa is toegenomen door een verhoogde waterretentie. Bij elkaar lijken deze observaties op die van patiënten met sepsis of verhongering (Gupta & Ihmaidat, 2003).

Symptomen

Klachten die in het beginstadium van de ziekte optreden zijn dat het eten blijft steken, het gevoel dat het eten langzaam zakt en abnormale speekselvloed. Late klachten zijn daadwerkelijke dysfagie (voedselpassageklachten), algehele malaise, anorexie, oprispingen, braken, substernale klachten, epigastrische pijn en gewichtsverlies.

Gewichtsverlies wordt gezien bij ruim 90 procent van de patiënten. In de westerse samenleving behoeft dit gezien de prevalentie van overgewicht en obesitas echter niet samen te gaan met een ondergewicht. Ondervoeding is in deze populatie een belangrijke oorzaak van mortaliteit en morbiditeit. De prevalentie van ondervoeding bij onbehandelde patiënten bedraagt ruim 70 procent.

Oorzaken en risicofactoren

Alcohol en roken

Er is een belangrijke causale relatie aangetoond tussen het gebruik van alcohol en roken en het ontstaan van slokdarmkanker. De consumptie van alcohol wordt met name gecorreleerd aan het ontstaan van het plaveiselcelcarcinoom. Roken is een risicofactor voor zowel het plaveiselcelcarcinoom als het adenocarcinoom. Er is een duidelijke dosis-responsrelatie aantoonbaar. Het relatieve risico bij roken of consumptie van alcohol ligt rond de twee, maar bij meer dan 25 sigaretten per dag of meer dan acht glazen alcohol per dag stijgt dit relatieve risico tot een meer dan vier keer verhoogd risico ten opzichte van niet-roken en niet-drinken. Het risico wordt vergroot wanneer er zowel alcohol wordt genuttigd als wordt gerookt. Het risico neemt verder toe naarmate de consumptie van beide toeneemt. Ook het gebruik van kauwtabak wordt in verband gebracht met een toename van het risico (Integraal Kankercentrum Nederland, 2010).

Groente en fruit

In grote epidemiologische studies is gevonden dat groenten (inclusief groene, gele en kruisbloemige groenten en bladgroenten), fruitinname en citrusvruchten een beschermend effect hebben op het ontwikkelen van slokdarmkanker, maar ook voor kanker van de mond- en keelholte. Verder zijn bètacaroteen, vitamine C en in mindere mate vitamine E beschermend gebleken – het meest waarschijnlijk in combinatie met elkaar en andere micronutriënten. Ook antioxidanten zouden een beschermend effect hebben, maar deze associatie is niet consistent in alle onderzoeken (De Ceglie e.a., 2011).

Specifieke risicofactoren adenocarcinoom

Leefstijlfactoren
Aangezien gastro-oesofageale refluxziekte en Barrett-oesofagus relatief vaak voorkomen in de populatie en slechts een fractie daarvan een slokdarmadenocarcinoom ontwikkelt, is het waarschijnlijk dat een combinatie van genetische en voedings- en leefstijlgerelateerde factoren uiteindelijk tot het ontwikkelen van een kwaadaardigheid leiden. Verschillende onderzoeken hebben overtuigend aangetoond dat obesitas een belangrijke risicofactor is voor gastro-oesofageale reflux, Barrett-oesofagus en het slokdarmadenocarcinoom.

Voeding
Met betrekking tot voeding komt naar voren dat voldoende inname aan voedingsvezels, koolhydraten (echter niet overmatig), ijzer, bètacaroteen, vitamine C, vitamine E en foliumzuur het risico op zowel Barrett-oesofagus als op het slokdarmadenocarcinoom reduceert. Consumptie van rood en verwerkt vlees en vetrijke voeding is geassocieerd met een verhoogd risico op het ontstaan van het slokdarmadenocarcinoom, maar niet op het ontstaan van Barrett-oesofagus. Dit zou erop kunnen duiden dat vleesproducten/vetrijke voeding en Barrett-oesofagus via een andere causale keten tot een slokdarmadenocarcinoom zouden leiden. Verminderde groenteconsumptie is overigens wel geassocieerd met een hoger risico op Barrett-oesofagus. Consumptie van calcium en zuivelproducten is niet geassocieerd met het ontstaan van slokdarmkanker of Barrett-oesofagus (Whiteman e.a., 2008; Kamat e.a., 2009; De Ceglie e.a, 2011; Keszei e.a., 2013; Keszei e.a., 2014).

Medicatie

Opvallend is verder dat aangetoond is dat het gebruik van medicijnen uit de non-steroïdale anti-inflammatoire middelengroep (zoals aspirine) een beschermend effect heeft op het ontstaan van het slokdarmadenocarcinoom. Dit is echter alleen uit observationele studies gebleken, de resultaten van gerandomiseerde trials moeten nog volgen. Over de rol van alcohol en roken bij het ontstaan van het slokdarmadenocarcinoom zijn – in tegenstelling tot bij het plaveiselcelcarcinoom – gemengde resultaten gepubliceerd; de meeste studies vinden geen of slechts een geringe relatie.

Lichaamsbeweging

In een grote Amerikaanse studie werd gevonden dat meer fysieke beweging geassocieerd is met een verminderd risico op het ontwikkelen van een slokdarmadenocarcinoom, onafhankelijk van leeftijd, geslacht, roken, educatie en voeding. Een Canadese studie toonde dat meer fysieke activiteit tot een verminderd risico op het ontwikkelen van zowel Barrett-oesofagus als adenocarcinoom leidt. De gedachte is dat het stimuleren van meer beweging en het streven naar een lagere BMI de ernst van gastro-oesofageale reflux kunnen doen verminderen en daarmee het risico op het ontwikkelen van Barrett-oesofagus en adenocarcinoom.

Specifieke risicofactoren plaveiselcelcarcinoom

Alcohol en roken zijn de belangrijkste risicofactoren voor het plaveiselcelcarcinoom en versterken in combinatie elkaars effect. Een milde consumptie van wijn (tot één glas per dag) is een uitzondering op de regel en verhoogt het risico op een plaveiselcelcarcinoom niet, mogelijk vanwege de aanwezigheid van bepaalde antioxidanten in wijn.

Een te geringe inname van micronutriënten als vitamine A, C, E, riboflavine, foliumzuur, zink en selenium en verse groente, fruit en vis zijn eveneens beschreven als risicofactoren. Een lage socio-economische status is gerelateerd aan een verminderde inname van bovenstaande protectieve supplementen en is een duidelijke risicofactor voor het plaveiselcelcarcinoom.

Behandeling

Diëtetiek bij slokdarmkanker is uitdagend omdat de voedingsstatus van patiënten vaak op twee manieren bedreigd wordt: een katabole status veroorzaakt door de kwaadaardigheid en een passagestoornis (dysfagie) ten gevolge van obstructie door de tumor. Het aantal patiënten met slokdarmkanker dat hierdoor ondervoeding ondervindt wordt geschat op 60-85 procent. Tevens blijken de patiënten met een slechtere voedingsstatus verminderde overlevingskansen te hebben. Een adequate voedingsstatus is van wezenlijk belang tijdens verschillende fasen van de vaak ingrijpende behandeling.

Zie voor algemene informatie over voeding bij oncologische aandoeningen: IVD Dieetleer 51: S. Beijer, N. Doornink, J. Vogel, *Voeding bij oncologische aandoeningen*.

Curatieve behandeling

Chirurgie vormt de hoeksteen van de curatieve behandeling van het slokdarmcarcinoom en wordt tegenwoordig bij voorkeur voorafgegaan door een combinatie van (neoadjuvante) chemotherapie en radiotherapie. Dit wordt echter alleen uitgevoerd wanneer een in opzet radicale resectie van het carcinoom kan worden bereikt door middel van een oesofagusresectie met een resectie van de omliggende lymfeklieren. Doordat neoadjuvante chemoradiatie de tumor verkleint, is de chirurg in meer gevallen in staat om de slokdarmtumor compleet te verwijderen (92% in vergelijking met 69% indien de operatie niet voorafgegaan wordt door chemoradiotherapie).

Dit heeft ertoe geleid dat de vijfjaarsoverleving in gespecialiseerde centra verbeterd is van 34 procent naar 47 procent. De ziekenhuismortaliteit ten gevolge van complicaties van de ingrijpende operatie ligt in Nederland gemiddeld rond de 5 procent. Afhankelijk van de positie van het carcinoom en de fysieke conditie van de patiënt wordt gekozen voor de meer invasieve transthoracale operatie (benadering tumor via de thoraxholte) of de minder ingrijpende transhiatale techniek (benadering tumor via de bovenbuik) (Omloo e.a., 2007; Integraal Kankercentrum Nederland, 2010; Van Hagen e.a., 2012).

Voeding tijdens neoadjuvante behandeling

Patiënten die bij presentatie ondervoed zijn, tolereren de neoadjuvante therapie minder goed en kunnen het behandelschema daardoor vaker niet helemaal afmaken. Ook slaat de neoadjuvante therapie slechter aan bij patiënten met een slechtere voedingsstatus en is de prognose daardoor minder gunstig. Veelvoorkomende bijwerkingen ten gevolge van chemoradiotherapie, waaronder misselijkheid, braken en diarree, kunnen de voedingstoestand verder verslechteren. Bovendien veroorzaken de bestralingen bij 15-28 procent van de patiënten een ontstoken slokdarm (oesofagitis), die de dysfagie verder verergert. Om deze redenen wordt bij patiënten met een significante ondervoeding bij presentatie (gewichtsverlies van meer dan 10 procent in 3-6 maanden of meer dan 5 procent in 1 maand) soms afgezien van neoadjuvante therapie (Siersema & Van Hillegersberg, 2008).

Klachten chemoradiotherapie

Het chemoradiotherapie-behandelschema dat momenteel in Nederland het meest wordt toegepast, kent de volgende voedingsgerelateerde klachten:

- misselijkheid bij 53 procent van de patiënten;
- braken bij 25 procent van de patiënten;
- anorexie bij 30 procent van de patiënten;
- obstipatie bij 27 procent van de patiënten;
- diarree bij 18 procent van de patiënten;
- oesofagitis bij 19 procent van de patiënten.

Oesofagitis geeft meestal symptomen vanaf twee tot drie weken na de start van het in totaal vijf weken durende behandelschema en de symptomen verdwijnen meestal in de eerste twee weken na het afronden van de behandeling. Gedurende deze periode dient het advies te zijn om frequent kleine hoeveelheden te eten en pittig en zuur eten te vermijden. Vanwege de verschillende bijwerkingen gerelateerd aan het verteringskanaal hebben patiënten vaak een verminderde voedsel- en vochtinname, wat een verhoogd risico op dehydratie en elektrolytstoornissen geeft. De diëtist kan de patiënt begeleiden in het gebruik van orale voedingssupplementen (als drank), die rijk zijn in eiwitten en calorieën en naast de maaltijden gebruikt kunnen worden. Deze supplementen vormen een veilige en non-invasieve methode om de voedingsstatus te verbeteren in deze setting (Kight, 2008; Van Hagen e.a., 2012).

Methoden voor additionele voedingssuppletie
Bij een substantieel deel van de patiënten komt men niet uit met conservatieve methoden en is er op enig moment tijdens de behandeling een additionele vorm van voedingssuppletie nodig. Hieronder worden voorbeelden gegeven van alternatieve methoden, zoals:

- parenterale toediening;
- enterale toediening via een sonde;
- het plaatsen van een stent.

Ondersteuning door middel van enterale voeding voor patiënten met slokdarmkanker wordt in het algemeen als superieur beschouwd ten opzichte van parenterale voeding (of 'total parental nutrition' [TPV]). Gerandomiseerde studies hebben aangetoond dat parenterale voeding tot meer infecties leidt, een langere opnameduur geeft en minder effectief is in het corrigeren van de ondervoeding.

De gemakkelijkste route voor enterale voeding is via een neusmaagsonde. Neusmaagsondes zijn echter oncomfortabel, leiden tot een verhoogd risico op aspiratiepneumonie en kunnen de klachten van oesofagitis versterken. Vanwege deze verminderde kwaliteit van leven tolereren sommige patiënten de neusmaagsonde niet voor het gehele traject waarin de additionele voedingsbehoefte bestaat. Bij hen kan chirurgisch een voedingssonde geplaatst worden.

Veelal is bij kankerpatiënten de percutane endoscopische gastrostomie (PEG) een goede optie, maar bij patiënten met slokdarmkanker die nog een operatie dienen te ondergaan, wordt dit over het algemeen afgeraden. Enerzijds wordt een PEG bij hen afgeraden omdat er gevallen bekend zijn waarbij een uitzaaiing naar de voedingssonde-intredeplaats was ontstaan, en anderzijds omdat de angst bestaat een belangrijke slagader van de maag te beschadigen, wat het gebruik van de maag als buismaagreconstructie onmogelijk zou maken.

Het plaatsen van een jejunumsonde vermijdt potentiële schade aan de maag, maar gaat iets vaker dan PEG-sondes gepaard met complicaties (in 2-10 procent van de gevallen). Alle voedingssondes hebben het nadeel dat de ondervoede patiënt wordt onderworpen aan een invasieve procedure. Bovendien kan dit het behandelproces vertragen, aangezien men gebruikelijk 1-2 weken wacht met chemotherapie om vermindering van de lokale inflammatie en contaminatie bij de intredeplaats af te wachten.

Het endoscopisch plaatsen van een stent in de slokdarm kan het vermogen van de patiënt om zelf oraal voeding tot zich te nemen vergroten door de passagestoornis te verlichten. Soms kan een stent net genoeg verbetering bieden om de noodzaak tot kunstmatige voedingsmethoden te vermijden. Complicaties van stentplaatsing zijn pijn, stentmigratie en – infrequent – slokdarmperforatie. Hoewel de effectiviteit van stentplaatsing bij slokdarmkanker voornamelijk in de palliatieve setting is bewezen (met metalen stents), verschijnen nu ook steeds meer onderzoeken over het nut van stentplaatsing in de pre-operatieve setting. Verder onderzoek is echter nodig om dit definitief aan te tonen.

Voeding in de peri-operatieve fase

Zowel obesitas als de mate van gewichtsverlies voorafgaand aan de slokdarmoperatie zijn geassocieerd met een verhoogd risico op post-operatieve complicaties. Intensieve begeleiding en adequate voedingssuppletie om malnutritie te voorkomen in de pre-operatieve fase dragen bij aan een verbeterd post-operatief beloop.

Een slokdarmresectie is een grote operatie, waarbij zowel de buik als de nekregio en vaak ook de borstkas zijn betrokken. Veelal wordt de eerste vijf dagen na de operatie niets per os (NPO) gehanteerd, zodat genezing van de nieuwe naad tussen het resterende deel van de bovenste slokdarm en de nieuwe slokdarm (veelal een buismaagreconstructie) kan plaatsvinden. Gevreesde complicaties ten gevolge van de operatie die de tijd tot orale intake nog verder kunnen vertragen, zijn lekkage van de naad, longontsteking, nervus laryngeus recurrens-letsel (dat specifiek leidt tot heesheid en slikproblemen), lekkage van lymfevocht, wondinfecties, sepsis, embolieën en hartritmestoornissen (Kight, 2008).

Plaatsing van een voedingsjejunostomie voorafgaand of tijdens de operatie voorziet de patiënt van een enterale toegangspoort. Patiënten hebben vaak moeite met eten en de overgang naar een normaal dieet verloopt langzaam. Dit zijn uitdagingen die vaak leiden tot gewichtsverlies in de post-operatieve periode. Sondevoeding via de jejunostomie kan een consistente intake bieden, terwijl de zin in eten, het slikken en de uitbreiding van het dieet langzaam verbeteren. Het post-operatieve dieet vordert van vloeibaar naar vast voedsel. Als de patiënt vloeibaar voedsel kan tolereren, kan de sondevoeding vaak van continue naar nachtelijke infusie worden omgezet om orale intake gedurende de dag te laten plaatsvinden. Enterale immunomodulerende voeding in plaats van standaard enterale voeding wordt niet aanbevolen, omdat onderzoeken geen gunstig effect hebben laten zien wat betreft post-operatief beloop, complicaties of ziekenhuisduur.

Patiënten met een ongecompliceerd post-operatief beloop kunnen veelal na 7-10 dagen uit het ziekenhuis worden ontslagen. Wanneer een patiënt in staat is om alleen met orale intake op gewicht te blijven, zal de chirurg de jejunostomie verwijderen (meestal circa 6 weken na de operatie). Op de lange termijn kan als richtlijn worden aangegeven dat additionele voedingssupplementen nodig zijn bij patiënten die minder dan 75 procent van hun caloriebehoefte kunnen tolereren. Sondevoeding dient te worden overwogen bij patiënten die aan minder dan 50 procent van de caloriebehoefte komen. De geopereerde slokdarmkankerpatiënt zal meerdere maanden na de operatie nog fysieke, sociale en voedingsgerelateerde adaptaties doormaken. Aandacht voor deze aspecten is essentieel voor optimale zorg in deze fase (Kight 2008; Mariette e.a., 2012).

Palliatieve behandeling

Meer dan 50 procent van de patiënten met een oesofaguscarcinoom komt helaas niet voor een operatie in aanmerking, omdat zij zich al presenteren met doorgroei in omliggende organen, zoals luchtwegen, longen of grote bloedvaten, of omdat er reeds uitzaaiingen van de slokdarmtumor naar andere delen van het lichaam zijn. Het doel van de behandeling verschuift dan van genezing naar het verbeteren van de duur en kwaliteit van het leven. De gemiddelde levensverwachting van deze patiëntengroep is slechts 3-6 maanden met 'best supportive care' en indien de conditie en wens van de patiënt dit toelaat, kan palliatieve chemo(radio)therapie worden toegepast om een levensverlenging te geven tot gemiddeld 7-10 maanden. Het is belangrijk dat deze patiënten de voordelen die voedingsondersteuning kan geven, aangeboden krijgen terwijl zij deze behandeling ondergaan (Siersema e.a., 2005; Cunningham e.a., 2008).

Het belangrijkste probleem bij deze groep patiënten is dysfagie (slikstoornis). Continue sondevoeding via een jejunostomie of PEG is dan een optie, maar patiënten die uitsluitend met sondevoeding gevoed worden, hebben een slechtere kwaliteit van leven dan patiënten die nog enige orale voeding kunnen tolereren. Om de voedselpassage te verbeteren en orale intake mogelijk te maken wordt om die reden soms een stent in de slokdarm geplaatst. Ook wordt wel radiotherapie toegepast om de tumor te verkleinen en op die manier de voedselpassage te verbeteren. Met de bestralingen wordt niet direct resultaat geboekt, maar uiteindelijk wel langduriger dan met een stent. De plaatsing van een stent daarentegen resulteert onmiddellijk in een verbetering van de passage. Het doel van een stent is de dysfagie te verhelpen met een minimale behandeling en een maximaal comfort voor de patiënt (Homs e.a., 2004).

Voeding bij palliatieve behandeling

De volgende bijwerkingen van een stent worden beschreven: verstopping van de stent door vezelig of vast voedsel, refluxklachten, oesofagitis, perforatie, pijn in de borstholte, bloedingen, stentmigratie en ingroei of overgroei van tumor. Binnen 3-5 dagen na plaatsing van de stent blijkt voldoende inname aan voedsel mogelijk. Bij een te geringe binnendiameter van de stent passeert vast voedsel echter niet altijd goed. Een binnendiameter van ten minste 18 mm garandeert een betere consumptie van vaste voedingsmiddelen, een toegenomen plezier aan eten en een minder groot gewichtsverlies. Voldoende voedselinname draagt niet bij aan een langere overleving, maar wel aan een betere kwaliteit van leven.

De aanwezigheid van een dergelijk aperistaltisch segment in de slokdarm, wat een stent is, kan resulteren in refluxklachten indien deze is gepositioneerd door de gastro-oesofageale overgang en verdient aandacht met betrekking tot voeding en vocht. Het gebruik van voeding met een vaste consistentie is eigenlijk direct na plaatsing van de stent toegestaan. Het verdient aanbeveling rustig te eten en goed te kauwen. Grof of draderig voedsel dient te worden fijngesneden. Het gebruik van kleinere, meer frequente maaltijden kan wenselijk zijn bij een stent die geplaatst is door de gastro-oesofageale overgang. Om reflux te voorkomen kan het nodig zijn om 1-1½ uur voor het slapengaan niet meer te eten. Om verstopping van de stent te voorkomen is het aan te bevelen de stent niet langer dan na ongeveer een uur na een maaltijd 'door te spoelen' met vocht. In de literatuur is geen bewijs te vinden voor het gebruik van koolzuurhoudende dranken, zoals cola (Cheng e.a., 2004).

3.3.3   Overige aandoeningen van de slokdarm

Hernia diaphragmatica (hiatus hernia)

Voordat de slokdarm overgaat in de maag, passeert hij de hiatus oesophageus in het middenrif. Een aangeboren wijde hiatus, slappe spieren van het middenrif, een verhoogde druk in de buikholte door zwangerschap, obesitas of obstipatie kunnen resulteren in een verschuiving van een deel van de maag naar de borstholte. Een hiatus hernia komt drie keer zo vaak voor bij vrouwen als bij mannen. Een hernia diaphragmatica kan resulteren in gastro-oesofageale refluxklachten (zie ook niet-chirurgische behandeling van gastro-oesofageale reflux) en oesofageale bloedingen van de slokdarm, waardoor bloedbraken en melena optreden en uiteindelijk anemie kan ontstaan. Bij circa 20 procent van de patiënten resulteert een hiatus hernia in oesofagitis. Oesofagitis kan gecompliceerd worden door fibrose- of stenosevorming.

Voedingsinterventie en adviezen

De voedingsinterventie en de adviezen zijn hetzelfde als bij gastro-oesofageale reflux (par. 3.3.1, kader 1).

Slokdarmspasmen

Slokdarmspasmen kunnen optreden in de gehele slokdarm en kunnen door psychologische stoornissen en heftige emoties worden uitgelokt. Wanneer de spasmen hoog in de slokdarm optreden, ervaart men een 'brok in de keel' (globus hystericus). Bij aperistaltische, abnormaal sterke en verlengde contracties van het neuromusculaire systeem is sprake van ladderspasmen of diffuse spasmen. Deze treden spontaan op of na een slikbeweging. Klachten van slokdarmspasmen geven een beklemmend gevoel op de borst en kunnen lijken op angina pectoris. Beide reageren op nitroglycerine- of nifedipinebehandeling.

Voedingsinterventie en adviezen

Geruststelling van de patiënt staat hierbij op de voorgrond, eventueel gecombineerd met rustgevende medicatie (anxiolytica). Verder is het advies om het eten of drinken van zeer warme of zeer koude voeding en/of dranken te vermijden, rustig te eten en goed te kauwen. Ook het fijn snijden, pureren of smeuïg maken van voedsel kan het doorslikken vergemakkelijken. Soms kan additionele voedingssuppletie noodzakelijk zijn (ook par. 3.3.2 'Curatieve behandeling').

Faryngo-oesofageale divertikel (Zenker-divertikel)

Het Zenker-divertikel betreft een pulsiedivertikel door de dorsale wand van de hypofarynx. Het divertikel kan zich vullen met een voedselbrij, wat vaak samengaat met foetor ex ore (slechte adem), dysfagie, regurgitatie en overloop van voedsel in de longen met chronische pulmonale infecties en aspiratiepneumonie. Dysfagie treedt op door een combinatie van contractie van de musculus cricofaryngeus en druk van de gevulde divertikelzak op de oesofagus. Lediging van het divertikel kan door uitwendige druk worden bewerkstelligd. De behandeling van een dergelijk divertikel is endoscopisch of chirurgisch.

Voedingsinterventie en adviezen

Hier gelden globaal dezelfde voedingsadviezen als bij een slokdarmspasme. Verder is het advies om na iedere hap wat te drinken. Soms kan het Zenker-divertikel met de hand geledigd worden door masserende bewegingen in het gebied van de divertikel.

Sclerodermie

Sclerodermie is een degeneratieve collageenziekte die voornamelijk bij vrouwen voorkomt. Sclerodermie gaat samen met verlies van elasticiteit van huid door fibrose en kan ook samengaan met primaire atrofie van het gladde spierweefsel van de oesofagus. Hierdoor verdwijnt de peristaltiek en het vermogen tot relaxatie van het onderste slokdarmsegment en is passage van voedsel slechts mogelijk door de zwaartekracht. Als gevolg hiervan kan langdurige stase van voedingsmiddelen in de oesofagus optreden. Hierbij kan refluxoesofagitis optreden met alle gevolgen van dien.

Voedingsinterventie en adviezen

Om voldoende inname van vocht en macro- en micronutriënten veilig te stellen dient de consistentie van de voeding zo nodig te worden aangepast naar gepureerd of vloeibaar, eventueel aangevuld met orale drinkvoeding. De introductie van enterale voeding dient te worden gestart wanneer een optimale orale voeding niet mogelijk blijkt.
    Zie IVD, aanvulling 86 (april, 2014): dr. J.G. Kalf, H. Dicke, *Orale voeding met een aangepaste consistentie.*

Benigne strictuurvorming

Gastro-oesofageale reflux kan uiteindelijk resulteren in goedaardige bindweefselvorming in de slokdarm, oesofagitis en bloedingen van de slokdarm. Strictuurvorming is aangetoond bij ongeveer 10 procent van de patiënten met gastro-oesofageale reluxklachten.

Strictuurvorming kan ook voorkomen bij radiotherapie van de slokdarm. Dysfagie kan ontstaan binnen 1-60 maanden na radiotherapie, maar treedt gemiddeld
6 maanden tot 1 jaar na afloop van de behandeling op. De behandeling bestaat uit
(herhaalde) endoscopische dilatatie. De obstructie kan dermate ernstig zijn dat aanpassing van de voeding noodzakelijk is.

Voedingsinterventie en adviezen

De consistentie van de voeding dient zo nodig te worden aangepast (gepureerd,
vloeibaar), de introductie van orale bijvoeding dient te worden overwogen, evenals
de (her)introductie van enterale voeding.

Zie IVD, aanvulling 86 (april, 2014): dr. J.G. Kalf, H. Dicke, *Orale voeding met
een aangepaste consistentie.*

De diameter van een strictuurring blijkt te bepalen in hoeverre aanpassing van
de consistentie van de voeding noodzakelijk is. Na endoscopische dilatatie is bij de
meeste patiënten een voeding met normale consistentie weer mogelijk.

Slokdarmvarices

Slokdarmvarices (spataderen) kunnen ontstaan als complicatie van levercirrose.
Door drukverhoging in de vena porta ontstaat een te hoge druk in de vaten van de
slokdarm. Dit kan uiteindelijk resulteren in slokdarmvarices.

Voedingsinterventie en adviezen

Om bloedingen te voorkomen wordt dikwijls aangedrongen op aanpassing van de
voeding. Grove en harde voedingsmiddelen dienen te worden vermeden.

Achalasie

Onder de motorische afwijking van de oesofagus vallen oesofageale spasmen en
achalasie. Bij achalasie is sprake van een irreversibele degeneratie van de ganglion-
cellen van de plexus myentericus in de wand van de oesofagus. Dit resulteert in een
gebrek aan activiteit van de gladde spieren van het onderste deel van de slokdarm.
Als gevolg hiervan treden ongecontroleerde spiercontracties in de oesofagus op,

ontbreken peristaltische bewegingen en opent de cardia van de maag zich niet. Als gevolg van achalasie treedt stase van voedsel op in de slokdarm, wat niet alleen leidt tot symptomen van dysfagie voor zowel vaste als vloeibare voedingsmiddelen, regurgitatie, pijn op de borst, oesofagitis, nachtelijke hoestbuien en gewichtsverlies, maar ook tot een verhoogd risico op het ontstaan van een slokdarmcarcinoom. Er is geen sprake van een slikprobleem. Het ziektebeeld gaat samen met spasmen van de slokdarm. Deze veroorzaken een typisch retrosternale pijn in de borstholte.

Pneumatische dilatatie van de slokdarm of een laparoscopische Heller-myotomie waarbij de onderste kringspier van de slokdarm wordt doorgenomen, in combinatie met een antirefluxprocedure, zijn de behandelingen van keuze en hebben een vergelijkbaar effect. De dysfagie voor vaste voedingsmiddelen, pijn in de borstholte, regurgitatie en de refluxepisodes nemen na een effectieve dilatatie of myotomie sterk af.

Voedingsinterventie en adviezen

Aanpassing van de consistentie kan gewenst zijn om voldoende inname aan macro- en micronutriënten veilig te stellen en ongewenst gewichtsverlies tegen te gaan. Zo nodig kan ter aanvulling orale drinkvoeding worden overwogen. In een later stadium van de ziekte kan enterale voeding noodzakelijk zijn.

Zie IVD Dieetleer 30: *Enterale voeding* (december 2012).

3.4 Aanbevelingen voor de praktijk

Bij voedingsinterventies en adviezen rond gastro-oesofageale reflux is het van belang het scala aan mogelijke aanbevelingen aan te passen aan de situatie en behoeften van de individuele patiënt. Voor de diëtist is een taak weggelegd bij de preventie van slokdarmkanker. Zowel voor het adenocarcinoom als plaveiselcelcarcinoom geldt dat een gereduceerde inname aan alcohol en tabak, een optimale consumptie van fruit en groente en een beperkte consumptie van rood en bewerkt vlees een beschermend effect hebben. Het slokdarmcarcinoom brengt, zeker in een later stadium, voedingsgerelateerde klachten met zich mee. Gewichtsverlies en uiteindelijk ondervoeding liggen op de loer. Het zo nodig aanpassen van de consistentie, het eiwit- en energierijker maken van de voeding en de introductie van orale drinkvoeding of enterale voeding kunnen bijdragen aan het handhaven van de voedingstoestand en ongewenst gewichtsverlies tegengaan.

De curatieve behandeling van het oesofaguscarcinoom – te weten chemoradiatie gevolgd door een oesofaguscardiaresectie met buismaagreconstructie – gaat samen met tal van voedingsgerelateerde klachten. Intensieve begeleiding en adequate voedingssuppletie om de voedingsstatus zo optimaal mogelijk te maken en ondervoeding te voorkomen in de diverse fasen van de behandeling dragen bij aan een verbeterde uitkomst voor de patiënt. Wanneer een operatieve behandeling niet meer tot de mogelijkheden behoort, wordt met een stent of palliatieve radiotherapie geprobeerd de voedselpassage veilig te stellen. Gezien de prognose moet de diëtist streven naar een minimale beperking van het voedselpakket en zich ervan bewust zijn dat voedingsinterventie vooral bijdraagt aan een betere kwaliteit van leven.

Achalasie, sclerodermie en benigne strictuurvorming kunnen aanpassing van de consistentie noodzakelijk maken. Een ernstig belemmerde passage kan (tijdelijk) het gebruik van orale drinkvoeding dan wel enterale voeding noodzakelijk maken om een optimale voedselinname te waarborgen.

Referenties

Cheng YS, Li MH, Chen WX, Chen NW, Zhuang QX, Shang KZ. Complications of stent placement for benign stricture of gastrointestinal tract. *World J Gastroenterol 2004*; 10(2): 284–286.

Corley DA, Kubo A. Body mass index and gastroesophageal reflux disease: a systematic review and meta-analysis. *Am J Gastroenterol 2006*; 101(11): 2619–2628.

Cunningham D, Starling N, Rao S, Iveson T, Nicolson M, Coxon F, e.a. Capecitabine and oxaliplatin for advanced esophagogastric cancer. *N Engl J Med 2008*; 358(1): 36–46.

De Ceglie A, Fisher DA, Filiberti R, Blanchi S, Conio M. Barrett's esophagus, esophageal and esophagogastric junction adenocarcinomas: the role of diet. *Clin Res Hepatol Gastroenterol 2011*; 35(1): 7–16.

Evidence Based RichtlijnOntwikkeling. *Richtlijn gastro-oesofageale reflux(ziekte) bij kinderen van 0-18 jaar*. 2012.

Festi D, Scaioli E, Baldi F, Vestito A, Pasqui F, Di Biase AR, e.a. Body weight, lifestyle, dietary habits and gastroesophageal reflux disease. *World J Gastroenterol 2009*; 15(14): 1690–1701.

Groot NL de, Burgerhart JS, Meeberg PC van de, Vries DR de, Smout AJ, Siersema PD. Systematic review: the effects of conservative and surgical treatment for obesity on gastro-oesophageal reflux disease. *Aliment Pharmacol Ther 2009*; 30(11–12): 1091–1102.

Gupta R, Ihmaidat H. Nutritional effects of oesophageal, gastric and pancreatic carcinoma. *Eur J Surg Oncol 2003*; 29(8): 634–643.

Hagen P van, Hulshof MC, Lanschot JJ van, Steyerberg EW, Berge Henegouwen MI van, Wijnhoven BP, e.a. Preoperative chemoradiotherapy for esophageal or junctional cancer. *N Engl J Med 2012*; 366(22): 2074–2084.

Homs MY, Steyerberg EW, Eijkenboom WM, Tilanus HW, Stalpers LJ, Bartelsman JF, e.a. Single-dose brachytherapy versus metal stent placement for the palliation of dysphagia from oesophageal cancer: multicentre randomised trial. *Lancet 2004*; 364(9444): 1497–1504.

Integraal Kankercentrum Nederland. *Oesofaguscarcinoom. Landelijke richtlijn, Versie: 3.0*. 2010.

Kahrilas PJ. Clinical practice. Gastroesophageal reflux disease. *N Engl J Med 2008*; 359(16): 1700–1707.

Kamat P, Wen S, Morris J, Anandasabapathy S. Exploring the association between elevated body mass index and Barrett's esophagus: a systematic review and meta-analysis. *Ann Thorac Surg 2009*; 87(2): 655–662.

Keszei AP, Schouten LJ, Driessen AL, Huysentruyt CJ, Keulemans YC, Brandt PA van den. Meat consumption and the risk of Barrett's esophagus in a large Dutch cohort. *Cancer Epidemiol Biomarkers Prev 2013*; 22(6): 1162–1166.

Keszei AP, Schouten LJ, Driessen AL, Huysentruyt CJ, Keulemans YC, Goldbohm RA, e.a. Vegetable, fruit and nitrate intake in relation to the risk of Barrett's oesophagus in a large Dutch cohort. *Br J Nutr 2014*; 111(8): 1452–1462.

Kight CE. Nutrition considerations in esophagectomy patients. *Nutr Clin Pract 2008*; 23(5): 521–528.

Maley CC, Rustgi AK. Barrett's esophagus and its progression to adenocarcinoma. *J Natl Compr Canc Netw 2006*; 4(4): 367–374.

Mariette C, De Botton ML, Piessen G. Surgery in esophageal and gastric cancer patients: what is the role for nutrition support in your daily practice? Ann Surg Oncol 2012; 19(7): 2128–2134.

Nederlandse Kankerregistratie. www.cijfersoverkanker.nl. Toegang op 3 januari 2015.

Omloo JM, Lagarde SM, Hulscher JB, Reitsma JB, Fockens P, Dekken H van, e.a. Extended transthoracic resection compared with limited transhiatal resection for adenocarcinoma of the mid/distal esophagus: five-year survival of a randomized clinical trial. *Ann Surg 2007*; 246(6): 992–1000; discussion 1000-1.

Pennathur A, Gibson MK, Jobe BA, Luketich JD. Oesophageal carcinoma. Lancet 2013; 381(9864): 400–412.

Siersema PD, Hillegersberg R van. Treatment of locally advanced esophageal cancer with surgery and chemoradiation. *Curr Opin Gastroenterol 2008*; 24(4): 535–540.

Siersema PD, Verschuur EM, Homs MY, Gaast A van der, Eijkenboom WM, Kuipers EJ. Palliative treatment in patients with oesophagus carcinoma. *Ned Tijdschr Geneeskd 2005*; 149(50): 2775–2782.

Vemulapalli R. Diet and lifestyle modifications in the management of gastroesophageal reflux disease. *Nutr Clin Pract 2008*; 23(3): 293–298.

Whiteman DC, Sadeghi S, Pandeya N, Smithers BM, Gotley DC, Bain CJ, e.a. Combined effects of obesity, acid reflux and smoking on the risk of adenocarcinomas of the oesophagus. *Gut 2008*; 57(2): 173–180.

Hoofdstuk 4
Voeding en milieu

Augustus 2015

S.A. de Waart en M. Stolk

4.1 Inleiding

Het energieverbruik en daaraan gekoppeld de klimaatbelasting van huishoudens is door de dreigende klimaatverandering een belangrijk milieuthema geworden. Dit energieverbruik is niet alleen terug te dringen door het huis te isoleren, de verwarming op tijd uit te doen en spaarlampen te gebruiken, ook op het gebied van voeding kunnen mensen rekening houden met het milieu. Consumenten denken daarbij vaak als eerste aan de milieubelasting van verpakkingen. Ook het mestoverschot als gevolg van de intensieve veehouderij is een bekend probleem, evenals het gebruik van gewasbeschermingsmiddelen. De biologische landbouw, die zonder chemisch-synthetische gewasbeschermingsmiddelen en kunstmest produceert, staat – mede door voedselschandalen en door aandacht voor 'pure en natuurlijke voeding' – volop in de belangstelling van consumenten.

Door de focus op verpakkingen en biologische producten raken andere aspecten van een milieuvriendelijk voedingspatroon uit beeld. Dit hoofdstuk heeft als doel het perspectief op de milieuaspecten van voeding te verbreden. Deze verbreding heeft vooral betrekking op de indirecte klimaatbelasting van voedingsmiddelen. Dat is de klimaatbelasting ten gevolge van het telen, bewerken, verpakken, bewaren en vervoeren van voedingsmiddelen. Sommige voedingsmiddelen veroorzaken een

S.A. de Waart (✉)
onderzoeker, voorlichtingsorganisatie Milieu Centraal, Hilversum, The Netherlands

M. Stolk
senior communicatieadviseur, voorlichtingsorganisatie Milieu Centraal, Hilversum, The Netherlands

© 2015 Bohn Stafleu van Loghum, onderdeel van Springer Media BV
M. Former et al. (Red.), *Informatorium voor Voeding en Diëtetiek*,
DOI 10.1007/978-90-368-0900-9_4

hogere CO_2-uitstoot dan andere. Door keuzes te maken in het voedingspatroon kunnen huishoudens de milieubelasting reduceren. Dit hoofdstuk zet de mogelijkheden op een rij en geeft diëtisten een handvat om in hun praktijk rekening te houden met een milieuvriendelijk voedingspatroon.

Het hoofdstuk start met een overzicht van de milieuaspecten van landbouw en voedingsindustrie, waarvan energie er één is. Vervolgens wordt het onderscheid tussen directe en indirecte klimaatbelasting ten gevolge van voeding toegelicht (par. 4.3). In de paragrafen 4.4, 4.5 en 4.6 wordt beschreven wat huishoudens kunnen doen om te letten op de klimaatbelasting in relatie tot voeding. Tot slot wordt een aantal aanbevelingen voor de praktijk geformuleerd (par. 4.7).

4.2   Milieuaspecten van voedselproductie

De milieugevolgen van de landbouw en van de voedingsmiddelenindustrie hebben onder meer betrekking op het gebruik van mest, gewasbeschermingsmiddelen, ruimte, energie en op de productie van afval.

4.2.1   Mest

In Nederland hebben we een enorme veestapel. Het voer voor al deze dieren komt voor een groot deel uit het buitenland. De dieren groeien en poepen. Vlees, zuivel en eieren worden grotendeels geëxporteerd, maar de mest blijft hier. De Nederlandse mestproductie is veel groter dan voor het bemesten van het land nodig is. De overmaat aan mest, en verkeerd gebruik, opslag en transport van mest, tast de natuur aan en heeft negatieve gevolgen voor onze drinkwatervoorziening. Ook het gebruik van kunstmest brengt milieubelasting met zich mee.

4.2.2   Gewasbeschermingsmiddelen

Chemisch-synthetische gewasbeschermingsmiddelen worden in de landbouw gebruikt om planten te beschermen tegen onkruid, ziektes en plagen en om de bodem vrij te maken van ziekteverwekkers. Deze gewasbeschermingsmiddelen komen terecht op de landbouwgewassen, maar kunnen ook in de bodem en via de bodem in het grond- en oppervlaktewater terechtkomen. Als dat gebeurt, zijn veel van deze gewasbeschermingsmiddelen schadelijk voor het bodem- en waterleven.

4.2.3   Ruimte

Voor akkers, weilanden, stallen en kassen is ruimte nodig. Een groot deel van Nederland is in gebruik voor de landbouw. Mede hierdoor (maar ook door wegen, bebouwing en recreatie) is er in Nederland weinig ruimte voor natuur. Landbouw en natuur kunnen in principe goed samengaan, maar uit kostenoverwegingen moeten boeren het land zo intensief bewerken dat er weinig ruimte overblijft voor de natuur. Ook het ruimtegebruik, nodig voor de producten die we importeren (zoals tropische producten, maar denk ook aan veevoer), legt wereldwijd een druk op natuurgebieden die ontgonnen worden voor landbouwgronden.

4.2.4 Energie

Landbouw gaat gepaard met energieverbruik. Vooral het in de winter verwarmen en verlichten van tuinbouwkassen kost veel energie. In de voedingsmiddelenindustrie worden de landbouwproducten verwerkt tot voedingsmiddelen. Ook het vervoeren van groente en fruit per vliegtuig kost veel energie.

De belangrijkste energiebronnen in Nederland zijn aardgas, olie en steenkool. Dit zijn fossiele brandstoffen die in de loop van miljoenen jaren ontstaan zijn in de aarde. De voorraden raken vroeg of laat op en daarom worden ze niet-duurzame energiebronnen genoemd. Bij het gebruik van fossiele brandstoffen komen kooldioxide (CO_2), zwaveldioxide en stikstofoxide in de lucht. CO_2, methaan en lachgas zijn de belangrijkste broeikasgassen in relatie tot de landbouw. Door de uitstoot van deze gassen wordt het broeikaseffect versterkt en dit kan klimaatveranderingen tot gevolg hebben. Zwaveldioxide en stikstofdioxide dragen bij aan de verzuring.

Het beperken van het energieverbruik is dus goed voor het milieu. Een lager verbruik draagt bij aan het oplossen van milieuproblemen als verzuring, smogvorming, uitputting van natuurlijke hulpbronnen en klimaatverandering.

4.2.5 Afval van verpakkingen

Voor het doseren, vervoeren, beschermen en conserveren van voedingsmiddelen zijn verpakkingen nodig. Afgedankte verpakkingen vormen afval. In het verleden werd veel afval gestort, hetgeen een belasting voor het milieu betekende. In Nederland wordt nu nog maar weinig afval, en al helemaal geen huishoudelijk afval, gestort. Tegenwoordig kan door gescheiden inzameling en verwerking een groot deel van het verpakkingsafval als grondstof worden hergebruikt. Een ander deel wordt verbrand, waarbij terugwinning van energie plaatsvindt.

Verpakkingen beschermen voedingsmiddelen tijdens transport en opslag, en maken de producten langer houdbaar. Daardoor zorgt verpakking er ook voor dat er minder van de voedingsmiddelen weggegooid hoeft te worden. Dat is een besparing van de energie die nodig is geweest voor productie en transport van die voedingsmiddelen.

Problematisch is dat verpakkingen, zoals blikjes, flesjes en zakjes, als zwerfafval in het milieu terechtkomen doordat met name jongeren en automobilisten die onderweg weggooien in plaats van in prullenbakken te deponeren.

4.3   Energieverbruik voor voeding in huishoudens

Voor het halen, bewaren en bereiden van voeding is energie nodig. Denk aan de benzine voor een ritje naar de winkel, de elektriciteit voor de koelkast en de vriezer, en de gasvlam onder de pan. Energie in een huishouden in de vorm van gas, elektriciteit en autobrandstof wordt directe energie genoemd.

Indirecte energie wordt verbruikt via de producten die gekocht worden, het zogenoemde 'energieverbruik via de boodschappentas'. Voedingsmiddelen ontstaan door een hele reeks handelingen en elke stap kost energie. De indirecte energie die nodig is voor een voedingsmiddel, is de optelsom van het energiegebruik van de volgende fasen:

- *Grondstofwinning of teelt*: het verbouwen van een gewas of het groeien van vee en alle processen en hulpmiddelen die hierbij komen kijken. Deze fase wordt ook wel de primaire productie genoemd.
- *Productie en verwerking*: de verwerking van grondstof(fen) tot een eindproduct voor de consument. Dit gebeurt meestal in fabrieken (bijv. een zuivelfabriek die van rauwe melk een toetje maakt).
- *Transport, verpakking, opslag en handel*: via detailhandel (winkels, markt, supermarkt) komt het eindproduct bij de consument terecht. Ook het vervoer naar de winkels en de opslag wordt meegerekend.
- *Afval*: het verwerken van gft-(groente, fruit, tuin)afval en huisvuil kost energie, maar kan soms ook energie opleveren.

Van al deze stappen worden per voedingsmiddel energiegegevens verzameld. De energiegegevens zijn van vele wetenschappelijke onderzoeksinstituten afkomstig. Met behulp van berekeningen kan de indirecte energie worden uitgedrukt in megajoules (een energiemaat) per kilogram eindproduct (MJ/kg). Tegenwoordig is de 'broeikasgasemissie' een meer gebruikte maat. Deze wordt uitgedrukt in CO_2eq/kg. In de broeikasgasemissie zit niet alleen het energiegebruik, maar ook de methaan- en lachgasemissie van bijvoorbeeld de vertering van herkauwers of uit mest.

De indirecte broeikasgasemissie van voeding is voor een huishouden relevant. Uit berekeningen blijkt dat zo'n 85 procent van de broeikasgassen die een huishouden uitstoot voor voeding, indirecte broeikasgasemissie is, en slechts 15 procent directe broeikasgasemissie. Hiertoe is bekeken wat een huishouden aan voedingsmiddelen koopt en hoeveel broeikasgassen dat tot gevolg heeft. Tevens is bekeken hoeveel CO_2-uitstoot gepaard gaat met de hoeveelheid energie die een huishouden verbruikt voor kooktoestellen, boodschappen doen, koelen en vriezen.

Voor indirecte broeikasgasemissie krijgen consumenten geen rekening thuisgestuurd. De kosten zijn in de prijs van de producten inbegrepen. Het is dus een onzichtbare vorm van klimaatbelasting, maar wel één om je bewust van te zijn.

Voedingsmiddelen verschillen nogal in de mate van klimaatbelasting voor het telen, transporteren, bewerken, verpakken en bewaren. Zo heeft een kilogram groente van het Nederlandse land van akker tot schap een broeikasgasemissie van 0,1 tot 0,6 kg per kg groente; voor groente uit de verwarmde kas in de winter of ingevlogen uit een ander land is dat van kas tot schap 0,8 tot 9,1 CO_2eq/kg (tabel 4.3). Huishoudens kunnen dus rekening houden met de klimaatbelasting van voeding door te letten op het soort producten dat ze kopen. Ook door verspilling van voedsel te voorkomen kan een huishouden de indirecte broeikasgasemissie verminderen.

Met de auto boodschappen doen heeft een hoge klimaatbelasting, ook doordat auto's bij korte ritjes relatief meer broeikasgassen uitstoten. Per individueel ritje kan een ritje met de auto de klimaatbelasting van de boodschappen sterk verhogen. Milieu Centraal berekende dat de uitstoot van broeikasgassen door het benzinege- bruik van één keer met de auto boodschappen doen, ongeveer overeenkomt met de productie van een portie varkensvlees (100 gram) of 2 kg seizoensgroenten.

4.4   Productkeuze

De keuze van voedingsmiddelen voor de diverse maaltijden (ontbijt, lunch, warme maaltijd) en van tussendoortjes heeft invloed op het indirecte energieverbruik. Voor de indirecte broeikasgasemissie van voedingsmiddelen zijn vijf aspecten belangrijk:

1. Is het product van plantaardige of dierlijke oorsprong?
2. Waar komt het product vandaan en hoe is het vervoerd?
3. Hoe is het product geteeld: in de kas of buiten op het land?
4. Is het product vers of geconserveerd?
5. Tussendoortjes.

Deze aspecten worden hierna toegelicht. De cijfers over de milieubelasting per kilogram eindproduct zijn afkomstig uit de brondocumenten van Milieu Centraal (Milieu Centraal, 2012 en 2013), die weer grotendeels gebaseerd zijn op gegevens van de Blonk Consultants (o.a. Blonk e.a., 2008; Marinussen e.a., 2012) en het Planbureau voor de Leefomgeving (PBL, 2010 en 2011).

4.4.1   Dierlijke versus plantaardige voeding

De productie van dierlijke eiwitten is niet erg efficiënt. Dat komt voornamelijk door- dat dieren vele kilo's veevoer nodig hebben om te leven en te groeien. Slechts een klein deel van het veevoer wordt omgezet in vlees, eieren en melk voor consumptie. Voor elke kilo vlees is gemiddeld 5 kilo plantaardig veevoer nodig! Daarom heeft een kilogram vlees een hoge klimaatbelasting. Plantaardige producten, zoals gra- nen, noten, peulvruchten en soja, hebben een lagere broeikasgasemissie tot gevolg.

Van de verschillende vleessoorten heeft rundvlees per kilogram de hoogste kli- maatbelasting (tabel 4.1). Een koe heeft immers meer tijd nodig om uit te groeien tot een volwassen dier dan een kip of een varken. Plus dat herkauwers als koeien methaan uitstoten via boeren en scheten, en methaan is een sterk broeikasgas. Ook kaas heeft een hoge klimaatbelasting. Kaas is daarom vanuit milieuoogpunt geen geschikt alternatief voor vlees.

Tabel 4.1 Broeikasgasemissie van eiwitrijke producten (Milieu Centraal, 2010).

	CO_2eq/kg
vlees (kip, varken, rund)	3-19
kaas	9
kant-en-klare vleesvervangers*	1-5
eieren	2
peulvruchten	1

*Kant-en-klare vleesvervangers variëren van de van oudsher bekende tahoe en tempé (van soja) tot allerlei vegetarische worstjes, balletjes, schnitzels, burgers, schijven, roerbakstukjes en gehakt. Ze lijken op vlees, maar zijn gemaakt van planten, schimmels of micro-organismen. De vlees-vervanger met de laagste klimaatbelasting is een plantaardige vegaburger, die met de hoogste is Valess (FrieslandCampina) (gebaseerd op zuivel).

Tabel 4.2 Klimaatbelasting voor het transport van voedingsmiddelen (Milieu Centraal, 2012).

	$CO_2eq/kg/1000$ km
boot over zee	gemiddeld 0,014
vrachtauto	gemiddeld 0,13
vliegtuig	gemiddeld 0,64

Vis staat niet in de tabel. Visserij gebruikt ook energie en veroorzaakt broeikas-gassen, maar de grootste milieubelasting van vis(producten) zit in andere zaken. Veel vissoorten zijn bijvoorbeeld overbevist: ze dreigen uit te sterven. Door bij-vangst sterven er verder veel meer zeedieren dan we opeten. En de natuur in ocea-nen en rivieren raakt aangetast door visserij. Ook vis uit de kwekerij is milieubelas-tend als de producenten wilde vis gebruiken voor visvoer (in plaats van plantaardig visvoer). Gelukkig zijn er vissoorten waarvan de vangst (of kweek) weinig schade-lijk is voor het milieu.

Een evenwichtig vegetarisch eetpatroon is 20 procent minder klimaatbelastend dan een gemiddeld omnivoor voedingspatroon. Maar ook één of enkele dagen per week geen vlees eten, levert al een besparing op. Als eiwitbron zijn eieren, sojapro-ducten, noten en peulvruchten energiezuinige vervangers van vlees en kaas.

4.4.2   Van eigen bodem versus import

De meeste groente- en fruitsoorten kunnen alleen in bepaalde perioden van het jaar geteeld en geoogst worden in Nederland. Toch is er het hele jaar vraag naar. Om in die vraag te kunnen voorzien, worden groente en fruit geïmporteerd. Uiteraard kost het vervoer van producten brandstof en kent dus een zekere klimaatbelasting. De hoeveelheid energie hangt af van het transportmiddel en de afstand (tabel 4.2). Veel geïmporteerde groente en fruit komen in de winter en het voorjaar per vracht-wagen uit Zuid-Europa (zoals tomaat, bloemkool, ijsbergsla, broccoli en wortel). De afstand is ongeveer 2.000 km. Niet-bederfelijke voedingsmiddelen van andere continenten, zoals rijst en hard fruit, komen veelal per boot naar Nederland. Het energieverbruik voor dit transport is per kilogram product klein. Bederfelijke voe-dingsmiddelen van andere continenten, zoals boontjes en zacht fruit, komen met het

Tabel 4.3 Indirecte energie van verse en geconserveerde sperziebonen (Broekema & Blonk, 2010).

Energieklasse	
7 MJ/kg	vollegronds uit Nederland
10 MJ/kg	blik of pot
10-11 MJ/kg	vollegrondproducten die per zeeschip worden aangevoerd (met een langere aanvoerroute); producten die over de weg uit Zuid-Europa worden aangevoerd
15 MJ/kg	diepvries
52 MJ/kg	uit de Nederlandse verwarmde kas
59 MJ/kg	ingevlogen uit Kenia

vliegtuig. Hiervan is het energieverbruik per kilogram product hoog. Het verschil in klimaatbelasting tussen boontjes uit Kenia (dat ligt op 7.000 km van Nederland) en sperzieboontjes van de Hollandse volle grond kan daarmee enorm oplopen. Dit verschil in milieubelasting is overigens ook in de prijs te merken: een kilo Keniaanse boontjes is duurder dan een kilo Hollandse bonen van de volle grond (tabel 4.4).

4.4.3   Groente van de volle grond versus kasgroente

Teelt in de verwarmde kas kost meer energie dan teelt op de zogeheten vollegrond (buiten op de akker), omdat de kas warmte en licht nodig heeft. Kasteelt veroorzaakt daardoor meer uitstoot van CO_2 per kg product. Zo'n 10 procent van al het Nederlandse gasverbruik gaat naar de verwarming van kassen. De Nederlandse glastuinbouw is bezig met energiebesparing, bijvoorbeeld door warmtekrachtkoppeling (WKK) te gebruiken. Die techniek maakt efficiënter warmte en elektriciteit uit aardgas. WKK leidt tot lager aardgasverbruik omdat het ervoor zorgt dat elektriciteitscentrales minder hard werken. WKK in de glastuinbouw, samen met de hoge opbrengst per hectare, zorgt ervoor dat producten als tomaten en komkommers qua milieubelasting vergelijkbaar zijn met vollegrondgroenten in de groente- en fruitkalender van Milieu Centraal.

4.4.4   Vers versus geconserveerd

Ook in de winter verlangen mensen wel eens naar tomatensaus of spinazie. Daarom zijn er allerlei uitvindingen gedaan om groente te bewaren: drogen, wecken, inblikken en invriezen. Het conserveren kost energie. Desondanks kan het energiegebruik van geconserveerde groente lager zijn dan dat van verse groente, als die verse groente geteeld is in een verwarmde kas of als ze vervoerd is met het vliegtuig. Zie tabel 4.3 voor een voorbeeld met sperziebonen. In tabel 4.4 staat een voorbeeld van de invloed van het energiegebruik op de prijs van groente.

Geconserveerde groenten (in blik of glas) kunnen een klimaatvriendelijk alternatief zijn voor vollegrondproducten, als die niet in het seizoen zijn.

Sperziebonen	Prijs per kg
vers uit Nederland (zomer)	€ 1,50
glas	€ 2,35
blik	€ 2,45
diepvries	€ 2,65
vers uit ander continent (winter)	€ 4,25

Tabel 4.4 De gemiddelde prijs van sperziebonen, vers en geconserveerd, per kg in euro's (Milieu Centraal, 2012).

4.4.5 Tussendoortjes

Tussendoortjes als snacks en dranken dragen voor een kwart bij aan de klimaatbelasting van onze voeding.

Snacks betreffen in de definitie van het Voedingscentrum qua voedingswaarde overbodige producten in ons voedingspatroon, zoals koek en gebak, snoep en chips. Onder dranken worden zowel de alcoholische (bier, wijn, likeur, gedestilleerd) als de non-alcoholische dranken (flessenwater, thee, koffie, frisdrank en sap) gerekend. Bereiden en bewaren speelt een belangrijke rol bij dranken. Bij dranken wordt dit veroorzaakt door zowel koeling als het verwarmen van water voor koffie en thee. Daarnaast is de bijdrage van verpakking (denk aan verpakt water, frisdranken en wijn in glazen flessen) aan de totale klimaatbelasting bij dranken hoog.

4.5 Voedselverspilling

De milieubelasting van voeding kan dus worden gereduceerd door het juiste product te kiezen, maar ook het voorkomen van voedselverspilling kan hieraan bijdragen. Voedselverspilling is niet alleen een afvalprobleem, maar leidt ook tot verspilling van energie.

4.5.1 Energie en euro's in de vuilnisbak

Zo'n 14 procent van het gekochte voedsel wordt weggegooid, vaak nog in de schil of in de verpakking. We kopen in Nederland gemiddeld bijna 370 kg aan voedingsmiddelen per persoon per jaar in. Hiervan verdwijnt gemiddeld bijna 70 kilo als voedselafval in de vuilnisbak. Zo'n 20 kg daarvan bestaat uit schillen, botjes en snijafval. Dit zijn de onvermijdbare verliezen, die ongeschikt zijn voor consumptie. Het andere deel, 50 kilo per persoon, zijn de vermijdbare verliezen. Voor ongeveer een vijfde gaat het om maaltijdresten als gevolg van te veel koken. Voor ruim tien procent gaat het om zogeheten 'onaangeroerde' spullen, voedingsmiddelen die nog in de verpakking of in de schil zitten. Ze zijn gekocht en bewaard, maar blijken na enige tijd overbodig te zijn. Het resterende deel bestaat uit voedingsmiddelen uit geopende verpakkingen en bedorven producten.

Het te veel gekochte en te veel gekookte voedsel gaat voor een deel in de bak voor het groente-, fruit- en tuinafval (gft). Een goede zaak, want het gft-afval wordt gecomposteerd en compost is geschikt voor bemesting van de bodem. Ondanks het hergebruik van gft-afval is er bij het onnodig weggooien van voedsel toch sprake van verspilling. Dat komt doordat het telen, bewerken, vervoeren en bewaren van voedingsmiddelen energie kost. Met het verspillen van 1 kilo eten wordt het equivalent van 1,4 liter benzine weggegooid. Een jaarlijkse verspilling van 50 kilo voedsel per persoon komt overeen met de energie van zo'n 68 liter benzine.

Het onnodig weggooien van voedingsmiddelen is dus een vorm van energieverspilling. Het onnodig weggooien van voedingsmiddelen is ook een vorm van geldverspilling. Door bewuster voedsel in te kopen, te bewaren en te bereiden kan een huishouden 14 procent op de uitgaven voor voeding besparen. Per jaar gaat het om een bedrag van ruim 150 euro per persoon (CBS, 2011, 2013).

4.5.2 Oorzaken voedselverspilling

De verspilling van voedsel vindt plaats tegen de achtergrond van de toegenomen welvaart in Nederland. Er is een overvloedig aanbod en niet ieder huishouden hoeft zuinig aan te doen. Bovendien willen veel mensen niet veel tijd besteden aan boodschappen doen. Ze hebben het druk met het werk en/of een actieve vrijetijdsbesteding. Daarom kopen veel huishoudens boodschappen in één keer (voor de hele week). Daardoor wordt er soms te veel ingekocht. Plannen is immers lastig en de ogen zijn soms groter dan de maag. Ook gebeuren er door de week wel eens onverwachte dingen, waardoor er niet thuis gegeten wordt. Zo blijven er voedingsmiddelen over, die er aan het einde van de week niet lekker meer uitzien of bedorven zijn. Ze gaan de vuilnisbak in. Tabel 4.5 geeft inzicht in de geschatte gemiddelde verspilling per persoon, per jaar, van veelgebruikte voedingsmiddelen.

Kleinere huishoudens gooien ook vaak etensresten weg als gevolg van grote verpakkingseenheden. In de supermarkt zijn steeds meer producten in kleinere porties verkrijgbaar: geen hele krop sla maar een zakje met een paar ons, geen hele bloemkool maar enkele roosjes, een potje groente met precies de hoeveelheid voor één persoon, een klein bakje kwark in plaats van een grote pot enzovoort. Uiteraard heeft dit invloed op de prijs, maar het kopen van bederfelijke waren in grote eenheden is alleen voordelig als er weinig verspild wordt. Wat goedkoop lijkt, kan duur uitpakken.

4.5.3 Adviezen voor de consument

Voor het verminderen van verspilling van voedsel zijn drie vuistregels van belang:

1. op maat inkopen doen;
2. voedingsmiddelen zorgvuldig bewaren;
3. op maat koken.

Tabel 4.5 Gemiddelde aankoop en verspilling in kilogram per persoon per jaar (Milieu Centraal, 2011 en Van Westerhoven, 2013).

productgroep	huishoudelijke aankoop (kg per persoon per jaar)	verspilling van ingekochte hoeveelheid	verspilling per jaar (in kg pp)
aardappelen	25	15%	3
rijst en pasta (bereid)	7	28%	2
fruit	40	13%	5
groente	44	12%	5
brood	36	18%	9
gebak en koek	11		1
zuivel	90	14%	12 (schatting)
kaas	10		1
vis	3		0,3
vlees en vleeswaren	34	9%	3
sauzen en vetten	17	15%	3
eieren	5		0,3
overig	31		2
totaal	**368**		**47**

Een algemene tip is om eens twee weken lang op te schrijven wat er aan voedsel in de vuilnisbak gegooid wordt. Hierdoor ontstaat inzicht in het eigen gedrag. Milieu Centraal en het Nibud hebben voor particulieren de 'weggooitest' ontwikkeld (zie http://www.milieucentraal.nl, trefwoord: weggooitest). Ook instellingen zouden met behulp van een logboek kunnen bijhouden wat er wordt weggegooid. Deze informatie kan bijdragen aan scherper inkopen en op maat koken.

Op maat inkopen doen

- Maak een goede planning van maaltijden en boodschappen, zodat u geen producten onnodig inkoopt. Maak een boodschappenlijstje en kijk van tevoren wat u nog op voorraad heeft.
- Doe geen boodschappen met een lege maag. U loopt dan minder risico om met onnodige producten thuis te komen.
- Koop kleinere verpakkingen als er regelmatig iets overblijft en weggegooid wordt.
- Voorgesneden groente gaat snel in kwaliteit achteruit. Koop het alleen om er direct een maaltijd mee te bereiden.
- Weeg de juiste hoeveelheden per persoon van tevoren bij het koken af (tabel 4.6).
- Leg van bederfelijke voedingsmiddelen (brood, zuivel, vleeswaren, zachte groente, zacht fruit) geen grote voorraden aan. Koop deze etenswaren voor hooguit twee à drie dagen. Ga voor deze boodschappen wat vaker naar de winkel. Levert dat problemen, dan kan pot- of blikvoeding soms een alternatief zijn voor het verse product.

Tabel 4.6 Hoeveelheden voedsel per persoon (Voedingscentrum).

voedingsmiddel	volwassene, grote eter	volwassene, kleine eter	kind*
aardappelen	250 gram	150 gram	75-150 gram
rijst (onbereid)	100 gram	60 gram	30-60 gram
pasta (onbereid)	85 gram	50 gram	25-50 gram
groente	200 gram	200 gram	75-150 gram
vlees	120 gram	100 gram	50-100 gram

*Eerste getal: vanaf 1 jaar, tweede getal: tot 12 jaar.

– Bedenk een maaltijd waarbij (bederfelijke) voedingsmiddelen die er nog zijn, gebruikt worden.
– Koop aanbiedingen alleen als zeker is dat de grotere hoeveelheden van het product langere tijd bewaard kunnen worden.

Voedingsmiddelen zorgvuldig bewaren

Algemeen

– Raadpleeg de Bewaarwijzer van het Voedingscentrum: http://www.voedingscentrum.nl.

Koelen

– Leg bij thuiskomst producten die in de koeling horen direct in koelkast of vriezer.
– Etenswaren blijven het langst goed als ze bij de juiste temperatuur worden bewaard. Informatie hierover staat meestal op de verpakking.
– Bewaar eieren met de punt naar beneden in de doos in de koelkast. Ze blijven dan vijf tot zes weken goed. Gekookte eieren zijn gepeld en onder water ongeveer een week te bewaren.
– Maak koelkasten en voorraadkasten geregeld schoon. Naast een goede hygiëne krijgt u dan meteen een beter zicht op de voorraden.
– De optimale temperatuur van uw koelkast is 4°C. Bij deze temperatuur wordt voedselbederf zo veel mogelijk voorkomen. Een op de drie koelkasten is te warm ingesteld.
– In een koelkast heerst niet overal dezelfde temperatuur. Dit komt door de plaats van de koeling. Die kan op twee plaatsen zitten: bovenin of in de achterwand. Sommige producten (bijvoorbeeld dranken) kunnen ook bij hogere temperaturen bewaard worden. Plaats deze producten verder van de koeling dan producten die echt koud moeten staan. Gebruik een koelkastthermometer om zicht te houden op de temperatuurverdeling in de koelkast. Laat de deur van de koelkast niet langer dan nodig openstaan.

- Voedsel kan beter niet in aangebroken blikjes worden bewaard: schep de inhoud over in een bewaarbakje en gooi het blikje weg.
- Restjes van bereide gerechten kunnen verpakt in de koelkast nog twee dagen bewaard worden.
- Producten met de mededeling 'na openen koel bewaren' kunnen na opening meestal nog drie dagen in de koelkast bewaard worden.

Voorraadbeheer

- Zorg voor een overzichtelijke indeling in de koelkast en de voorraadkast. Door beter zicht te krijgen op de voorraad kan worden voorkomen dat producten de houdbaarheidsdatum onnodig overschrijden of bederven.
- Zorg ervoor dat ongedierte geen toegang heeft tot producten. Ruim daarom gemorst voedsel snel op, plaats horren en roosters om insecten en muizen buiten te houden, en bewaar granen en peulvruchten in afsluitbare voorraadbussen.
- Bewaar tropisch fruit op kamertemperatuur. Tropisch fruit en vruchtgroente, zoals tomaten en komkommers, gaan in de koelkast snel in kwaliteit achteruit. Bij warm weer kunnen ze echter ook buiten de koeling snel achteruitgaan.
- Bewaar tomaten, bananen, appels en kiwi's niet samen met ander fruit. Deze fruitsoorten zorgen voor versnelde rijping, waardoor de houdbaarheid van het fruit wordt bekort.
- Maak aangebroken etenswaren op voordat nieuwe gebruikt worden.
- In de Groente- en fruitwijzer van het Voedingscentrum (http://www.voedingscentrum.nl) staat hoe groenten en fruit het beste bewaard kunnen worden.

Verpakken

- Wees voorzichtig bij het inpakken en vervoeren van kwetsbare voedingsmiddelen. Zo ontstaan er minder kneuzingen en beschadigingen die bederf versnellen.
- In de winkel kunt u het best gekoelde producten op het laatst pakken om opwarming – en daarmee bederf – te voorkomen. Dit geldt in sterkere mate op warme zomerdagen. Neem dan een koeltas mee, eventueel met een koelelement erin.

Bewaartermijn

- Bewaar brood in een gesloten trommel bij kamertemperatuur. Laat vers, warm brood wel eerst afkoelen voor het de broodtrommel in gaat. In de diepvries blijft brood een maand goed. Roggebrood schimmelt snel, dus koel bewaren. Ontbijtkoek, beschuit, knäckebröd en crackers altijd direct na aankoop in een goed afsluitbare trommel, blik of plastic zak bewaren.
- Zure en gekonfijte producten, zoals augurken en jam, zijn na opening nog enkele weken houdbaar in de koeling.

Op maat koken

- Probeer goed in te schatten wat passende hoeveelheden zijn. Gebruik hiervoor een keukenweegschaal of maatbeker.
- Houd rekening met verschillen in eetbehoeften.
- Vaak is het goed mogelijk maaltijdresten en overgebleven ingrediënten te combineren tot nieuwe gerechten. Deze kunnen bijvoorbeeld voor de lunch van de volgende dag worden gebruikt of als bijgerecht bij de warme maaltijd van de volgende dag. In de handel zijn kookboeken verkrijgbaar voor het koken met restjes en ook op internet zijn vele recepten te vinden die bruikbaar zijn voor restverwerking.
- Veel websites met recepten kennen een zoekfunctie. U kunt een ingrediënt opgeven, waarna de site recepten zoekt die gebruikmaken van het ingrediënt.

4.6 Bereiding

Dat voeding met energie te maken heeft, wordt in de keuken het meest tastbaar: we gebruiken immers energie om het voedsel te bereiden. Door de keuze van het kooktoestel en de manier van koken heeft een huishouden invloed op de hoogte van de bereidingsenergie. Koken kan op een gasfornuis, een elektrisch fornuis, een keramische plaat, een inductieplaat en in de oven (elektrisch of gas) of de magnetron.

4.6.1 Kookplaten

Voor het milieu is een gaskookplaat de beste optie. Het allermilieuvriendelijkst is koken op gas onder glas. Daarbij ligt een glasplaat over de gaspitten heen en kan er geen warmte om de pan heen wegstromen. Het minst energiezuinig is koken op elektriciteit. Het maken van elektriciteit is namelijk niet efficiënt; daarbij gaat veel energie verloren. Van de elektrische kookplaten onderling is een inductiekookplaat het minst belastend voor het milieu: die is 20 procent energiezuiniger dan een gietijzeren, een keramische of een halogeen uitvoering.

Hoeveel energie iemand uiteindelijk verbruikt tijdens het koken, is vooral afhankelijk van de manier waarop de kookplaat wordt gebruikt, en minder van het soort kookplaat. Kies om te beginnen pannen die passen bij de kookplaat. Voor een inductieplaat moet de bodem van de pan goed magnetisch te maken zijn. Voor alle andere elektrische kookplaten is een platte bodem van belang, zodat die goed contact maakt met het hete oppervlak. Zorg ook dat de pan niet kleiner is dan de kookzone, anders gaat er warmte verloren. Bij koken op gas kan een pan met een bolle bodem efficiënter zijn: de onderkant van de pan is dan dichter bij het vuur. Zorg dat de vlam niet om de bodem van de pan heen krult. En elektrisch koken of op gas, sommige tips gelden voor beide kookplaten. Zo besparen snelkookpannen altijd energie en grotere pannen zijn meestal energiezuiniger dan kleine. Ook geldt voor koken op gas en op elektriciteit dat een deksel op de pan driekwart van het warmteverlies voorkomt als het eten staat te sudderen.

4.6.2 Ovens

Gasovens en elektrische ovens zijn ongeveer even energiezuinig; gas of elektrisch maakt voor het energieverbruik dus weinig uit. Bij de keuze voor een elektrische oven heeft een heteluchtoven de voorkeur. Die is zo'n 15 procent zuiniger dan een gewone elektrische, doordat hij met een lagere temperatuur hetzelfde bakresultaat bereikt. Heteluchtovens zijn bovendien sneller.

Verder is het zinvol om te letten op het energielabel. De meeste ovens hebben energielabel A, maar het exacte energieverbruik kan nog sterk verschillen. Kijk dus naar het aangegeven energieverbruik, en dan vooral het verbruik van de functie die je het meest gaat gebruiken: hetelucht of 'gewoon' (recepten geven vaak een voorkeur aan).

Ook loont het om een geschikt formaat te kiezen. Een grote oven verbruikt onge-veer 20 procent meer energie om een gerecht te bereiden dan een middelgrote oven.

En ten slotte hebben veel ovens een ingebouwde klok of een display, waar per jaar net zo veel energie aan kan opgaan als aan het bakken van taarten en broodjes. Kies dus bij voorkeur voor een oven zonder klok of voor een model met uitscha-kelbaar display.

In de meeste keukens staan natuurlijk ook allerlei apparaten, zoals een koelkast, vriezer of afwasmachine, die energie gebruiken. Door bij de aanschaf te kiezen voor een apparaat met een A-label (relatief laag verbruik) kan energie worden bespaard. Bovendien zijn er allerlei tips voor een energiebewust gebruik van apparaten (zie www.milieucentraal.nl).

4.7 Aanbevelingen voor de praktijk

Als diëtisten willen adviseren over milieuvriendelijke voeding is er uiteraard de mogelijkheid te wijzen op het kopen van biologisch of milieubewust geteelde pro-ducten. Het valt aan te bevelen dat diëtisten hun advies over milieuvriendelijke voeding uitbreiden naar de energieaspecten van voeding. Energieverbruik is gezien de klimaatverandering een uitermate belangrijk milieuthema. Door middel van de keuze van de soort voedingsmiddelen en het verminderen van voedselverspilling kan een huishouden de klimaatbelasting van voeding beperken.

Samengevat zijn er de volgende mogelijkheden.

– Doe de Weggooitest van Milieu Centraal en krijg inzicht in je eigen verspillings-gedrag, zie www.weggooitest.nl/.

- Voorkom verspilling, koop voedsel op maat. Voor tips zie bijvoorbeeld de site http://www.kliekipedia.nl/.
- Voorkom verspilling, kook op maat: gebruik een keukenweegschaal of maatbeker.
- Voorkom verspilling, bewaar voedingsmiddelen zorgvuldig. Gebruik hiervoor de Bewaarwijzer van het Voedingscentrum.
- Wees matig met dierlijke eiwitten (vlees, kaas).
- Gebruik de Viswijzer van Stichting de Noordzee (www.goedevis.nl) als je vis koopt of bestelt in een restaurant.
- Koop milieuvriendelijke groente en fruit: seizoenproducten of producten die niet vervoerd zijn met het vliegtuig. Gebruik hiervoor de groente- en fruitkalender van Milieu Centraal.
- Ga met de fiets of lopend boodschappen doen. Gemiddeld bevindt de dichtstbijzijnde supermarkt zich in Nederland op 0,9 kilometer afstand.
- Let op keurmerken die een milieuvriendelijk product garanderen. Welke keurmerken waarvoor staan en hoe betrouwbaar ze zijn, kun je nazoeken op www.keurmerkenwijzer.nl.
- Frisdranken en verpakte waters kennen een hoge klimaatbelasting door de verpakking. Drink liever kraanwater.
- Tussendoortjes als snoep en snacks kennen ook een vrij hoge klimaatbelasting. Voedingskundig kunnen we ze prima missen en met een beperking hiervan snijdt het mes dus aan twee kanten.

Biologische producten en producten met het Milieukeur zijn over het algemeen duurder dan de gangbaar geteelde producten. Dat vormt voor veel huishoudens en instellingen een praktische belemmering om dergelijke milieuvriendelijke producten te kopen. Door het kopen en koken op maat en het kopen van groenten van het seizoen kan een huishouden of instelling echter flink besparen op de uitgaven voor voeding. De financiële ruimte die hierdoor ontstaat, maakt de aanschaf van biologische of milieubewust geteelde producten gemakkelijker.

Referenties

Blonk H, Kool A, Luske B. Milieu-effecten van Nederlandse consumptie van eiwitrijke producten. Gevolgen van vervanging van dierlijke eiwitten anno 2008. Blonk Milieu Advies Gouda in opdracht van VROM, 2008.
Broekema R, Blonk H, 2010. Milieueffecten van sperziebonen en spinazie. Gouda: Blonk Milieu Advies in opdracht van de Consumentenbond, 2010.
CBS, Statline, n.d.(b). Bestedingen; uitgebreide indeling naar huishoudkenmerken, http://statline.cbs.nl/StatWeb/publication/?DM=SLNL&PA=60047NED&D1=0-1,3&D2=2-133&D3=l&HDR=T&STB=G1,G2&P=T&VW=T, geraadpleegd op 4 november 2013;
CBS Statline, n.d.(c). Nationale rekeningen 2009. Macro-economische gegevens, http://statline.cbs.nl/StatWeb/table.asp?PA=7530nr&D1=6-8,13,14,38-47,54,56,73-76,151-222,255,264-283&D2=0&D3=(l-11)-l&DM=SLNL&LA=nl&TT=2, geraadpleegd op 27 september 2011;
Gerelateerd aan de verspillingscijfers van CREM. Berekening gedaan door Milieu Centraal.

Marinussen M, Kramer G, Pluimers J, Blonk H. De milieudruk van ons eten. Een analyse op basis van de voedselconsumptiepeiling 2007-2010. In opdracht van het Voedingscentrum, 2012.

Milieu Centraal. Brondocument Indirect broeikasgasemissie van huishoudens, versie 4.2. Utrecht: Milieu Centraal, 2013.

Milieu Centraal. Brondocument Groente- en fruitkalender, versie 4.7. Utrecht: Milieu Centraal, 2012.

Milieu Centraal. Brondocument Eiwitrijke voedingsmiddelen, versie 4.13. Utrecht: Milieu Centraal, 2010.

Milieu Centraal. Brondocument Voedselverspilling, versie 4.14. Utrecht: Milieu Centraal, 2011.

Planbureau voor de Leefomgeving. The Protein Puzzle. The Consumption and production of meat, dairy an fish in the European Union. PBL, 2011.

Planbureau voor de Leefomgeving. Nederland Verbeeld. PBL: 2010.

Westerhoven M van, 2013. Bepaling voedselverliezen in huishoudelijk afval in Nederland. Amsterdam: CREM Amsterdam in opdracht van het ministerie van I&M, 2013.

Printed in the United States
By Bookmasters